福辻鋭記 Toshiki Fukutsuji

脊柱管狭窄症を自力で改善!

女性のための寝たまま「1分背骨ストレッチ」

PHP

はじめに

「休み休みでないと、腰が痛くて歩けなくて困っています」
「足のしびれがひどくて、外出もままなりません」
「足腰の痛みで、夜中に何度も目覚めてしまうのです」

そうした悩みを抱えて、私の鍼灸治療院を訪れる「脊柱管狭窄症《せきちゅうかんきょうさくしょう》」の患者さんが増えています。中には、「手術をしたのに症状が消えない」「手術をするのがイヤで相談に来た」という声もよく聞かれます。

脊柱管狭窄症というのは、脳からお尻の辺りまで延びている中枢神経のトンネル（脊柱管）が、加齢などが原因で部分的に狭くなり、神経を圧迫して、足腰に痛みやしびれが生じてくる症状です。

どの部位の神経が圧迫されるかによって、症状は異なります。

腰が痛くなったりお尻が痛くなったり、足に力が入らなくてつまずきやすくなったり、皮膚の感覚が鈍くなって足の裏に砂利を踏みつけたような違和感を覚えたり、両足の広い範囲にしびれが出てきたり、歩行時に腰や足の痛みが出て長く歩き続けることが難しくなったりと、実にさまざまなのです。さらに重症化すると、排尿や排便のコントロールが難しくなることもあります。

通常、多くの病気は、初期の段階で適切な治療を受けることが、回復する上では大切です。しかし、脊柱管狭窄症の場合は、初期の段階で整形外科で診察を受け、痛み止めなどの薬をもらって飲んでいても、症状は治まるどころかどんどんひどくなり、「根本的な解決法は手術しかありません」と言われることがほとんどです。

このとき、患者さんが手術を躊躇《ちゅうちょ》するのは、「手術で脊柱管の狭窄が治っても、症状が消えるかどうかはわかりません」と、念を押されてしまうところでしょう。

手術をすることだけでも不安がいっぱいなのに、その手術をしても症状が消えないかもしれない……。それでも手術を受けるべきなのかどうか、困り果ててしまうわけですね。でも、どこの整形外科へ行っても、同じようなことを言われる。そうした方たちが、私の鍼灸治療院へ駆け込んで来られるのです。

本書を手にとってくださった方の中にも、脊柱管狭窄症は「手術でしか治らないもの」だと思い込んでいる方が多いと思います。まして、セルフケアなどあり得ないと考えている方も少なくないでしょう。

たしかに、排尿や排便をコントロールできないような段階にまで進んでしまうと、専門の医療機関で治療するしか手立てはありません。

一方、「休み休みでないと、腰が痛くて歩けない」という段階程度までなら、本書で紹介する「背骨ストレッチ」でしっかり対応できます。

もちろん、脊柱管に生じている物理的な変化をストレッチで完治させることはできません。ですが、本人がもっとも悩み、苦しんでいる、足のしびれや痛み、腰の痛み、重《おも》だるさといった症状の改善にはつながります。

本文で詳しくお話ししますが、脊柱管に狭窄が起こっていても、症状が出ない人がいます。症状が出る人と出ない人では何が違うのかというと、私の経験では「筋肉の硬さ」だと言うことができます。症状が出ている人は筋肉が硬いのに対し、症状が出ない人は筋肉がとてもやわらかいのです。

ですから、症状が出ている人も、硬くなっている筋肉をやわらかくすることで、症状を改善することができます。このことは、私の日々の治療実践で実証できています。

本書で紹介するストレッチは、鍼《はり》治療による直接的な効果には及ばないところがあるかもしれませんが、それでも、足のしびれや腰の痛み、重だるさなどの改善に、とても効果的です。

慢性的な痛みやしびれは、本人にとっては大変つらいものです。しかし、外傷と違って目に見えないので、周囲にそのつらさをなかなか理解してもらえないことも、本人の苦痛を増長します。

当院へ来られた方に、「大変でしたね」「よくここまで我慢されましたね」と声をかけると、涙ぐまれる方も結構いらっしゃいます。

それまで何軒も医療機関を回り、手術をするしか解決法はないと言われ、誰に相談しても「手術をするか、我慢するか」の二択で決断を迫られて、精神的に追い詰められている方が、本当に多いのです。

命に直接関わるものではありませんが、症状の進行につれて、友人と旅行を楽しむことができなくなったり、近所のスーパーマーケットへ買い物に出かけたりすることも難しくなります。そのうち、家に閉じこもる日が増えて、筋力や骨がどんどん弱り、骨折して寝たきりになる場合もあります。

言ってみれば、「真綿で首をじわじわと絞められている」ような状態で、周りが思っている以上に、本人はつらい思いをされています。そのことを、周囲の方にも理解いただき、手術以外の有効な選択肢があることがわかってもらえることを願い、本書を上梓《じょうし》しました。

脊柱管狭窄症でつらい思いをされている方たちの一助となれば、本当にうれしく思います。

アスカ鍼灸治療院院長　福辻鋭記《ふくつじとしき》

脊柱管狭窄症を自力で改善！ 女性のための 寝たまま「1分背骨ストレッチ」 目次

PART1 女性と脊柱管狭窄症

PART2 脊柱管狭窄症を自力で改善！「寝たまま背骨ストレッチ」

PART 3 脊柱管狭窄症を自力で改善！「毎日のちょっとした習慣術」

［参考文献］
『「脊柱管狭窄症」が怖くなくなる本』福辻鋭記（講談社）／『たった3分で痛み・しびれが消える！脊柱管狭窄症』福辻鋭記（ナツメ社）／『頑張らなくても脊柱管狭窄症を自分で治せる方法』福辻鋭記（ガイドワークス）／『自力で脊柱管狭窄症を改善させる運動』福辻鋭記（辰巳出版）／『脊柱管狭窄症を自力で改善！腰の名医が教える最新1分体操大全』（わかさ出版）／『最新版　腰をまるめて自分で治す！脊柱管狭窄症』竹谷内康修（宝島社）

＊本書で紹介している「1分背骨ストレッチ」やその他の手技等は、脊柱管狭窄症とその因子を必ずしも根治するものではありません。効果には個人差があります。体に異常を感じたときは、すみやかに中止してください。具体的な症状や治療については、かかりつけの医師にご相談ください。

装　幀◎小口翔平＋嵩あかり（tobufune）
撮　影◎羽根 慶（七彩工房）
ヘアメイク◎山内喜美子（MIX）
スタイリング◎岡本佳織（七彩工房）
モデル◎ＣＨＩＺＲＵ（SOS MODEL AGENCY）
本文イラスト◎杉山美奈子
本文組版◎朝田春未
編集協力◎小林みゆき

PART 1

女性と脊柱管狭窄症

脊柱管狭窄症って、どんな症状？

脊柱管が変形し神経が圧迫されて発症します

「脊柱管狭窄症《せきちゅうかんきょうさくしょう》」は、その名が示すように、「脊柱管」が狭窄することで発症します。脊柱管というのは、背骨（脊柱）の後ろ側にあるトンネル状の管のことです。

背骨は、1本の棒ではなく、「椎骨《ついこつ》」と呼ばれる小さな骨が連なってできています。一つひとつの椎骨の間には「椎間板《ついかんばん》」と呼ばれる弾力に富んだ組織が存在し、これにより、背骨に加わる重力がやわらぎ、上半身の柔軟な動きが生み出されています。

ところが、何らかの原因で椎間板が変形したり、関節や椎骨の間にトゲのようなものができたりすると、脊柱管を圧迫する形になります。

その結果、脊柱管の中を通っている太い神経（脊髄《せきずい》）が圧迫され、次ページのような状態が現れてきます。「椎間板ヘルニア」と、発症の仕組みや症状が似ていますが、実際には異なります（41ページ参照）。

脊柱管狭窄症　発症の仕組み

横から見たところ

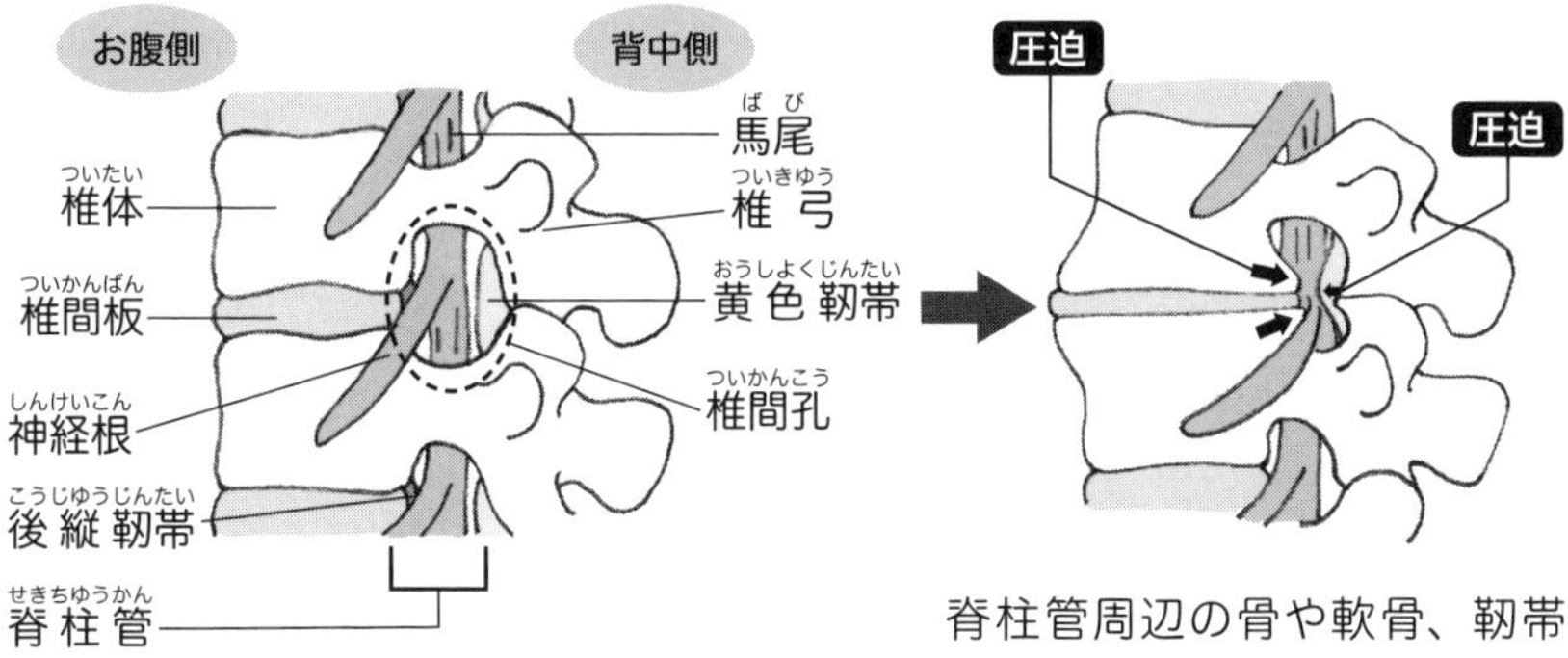

脊柱管周辺の骨や軟骨、靭帯などが変形し、脊柱管を通る馬尾や椎間孔を通る神経根を圧迫している状態。

上から見たところ

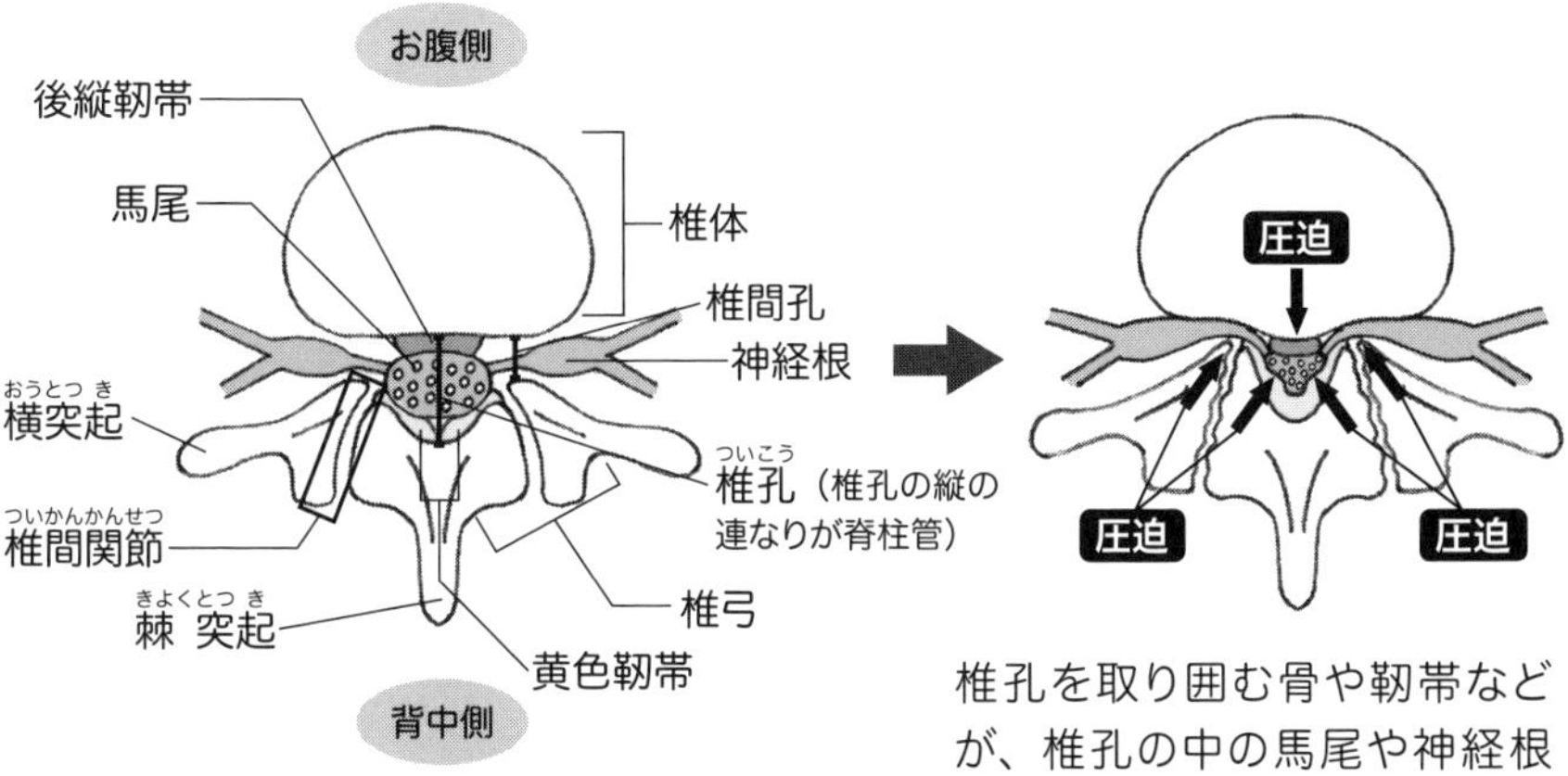

椎孔を取り囲む骨や靭帯などが、椎孔の中の馬尾や神経根を圧迫している状態。

長年酷使してきた腰が悲鳴を上げている状態

脊柱管狭窄症は老化現象のひとつです

「脊柱管狭窄症」は、年齢を重ねると、誰でも発症する可能性があります。

人間の背骨は、ゆるいS字状のカーブを描いていますが、約5～6キロもある重い頭を乗せて二本足歩行できるのは、この背骨の絶妙なカーブにより、頭の重さをうまく分散しているためです。

重い頭を乗せた上半身を、背骨の最下層で支えているのが腰（腰椎《ようつい》）です。

日常生活の中で、私たちが体を動かすたびに、腰には大きな負担がかかっています。ですから、年《とし》を重ねるごとに、腰にさまざまな経年疲労が生じてくるのは当然のこと。脊柱管狭窄症は、そうした加齢にともなう代表的な症状のひとつと言えます。

加齢以外では、事故や転倒による背骨の損傷、あるいは腰を酷使する仕事や運動なども、脊柱管狭窄症の引き金になります。

こんな症状が見られたら要注意

□慢性的な腰痛がある（腰からお尻にかけての鈍い痛み）。
□背中を反らせると痛みを強く感じ、前かがみになると少しラクになる。
□足がしびれる。足の裏までしびれている。
□つま先立ち、かかと立ちができない。
□少し歩くと足が重《おも》だるくなって、休みながらでないと歩けない。
□自転車は普通に乗れる。
□うつ伏せに寝ると腰が痛い。
□寝ているときに腰や足の痛み、しびれで目が覚めることがある。
□起きているときも、姿勢によってしびれ方が変化する。
□朝より夕方のほうが痛みやしびれの症状が強い。
□天気によって痛みやしびれの症状が変化する。
□股間やお尻の周りに違和感や鈍痛《どんつう》がある。
□排尿や排便がうまくできないことがある。

症状の現れ方により3つのタイプがある

◎「馬尾型」と「神経根型」が合併した「混合型」がもっとも重症です

「脊柱管狭窄症」は、圧迫される神経の部分によって症状の現れ方が異なり、次の3つのタイプに分類されています。

①馬尾型《ばびがた》

脊柱管の中を通っている神経の束は、腰の辺りで線維性の細い神経の束になります。その様子が〝馬のしっぽ〟のようであることから、馬尾神経と呼ばれます。

この馬尾神経の部分が圧迫されて、症状が出現するのが「馬尾型」です。

馬尾型は、お尻から両足の先まで、下半身の広範囲にわたり、しびれが強く現れるのが特徴です。馬尾型の場合は、排尿や排便をコントロールしている神経が障害され、尿失禁、便失禁といった深刻な症状につながることもあります。

脊柱管狭窄症　3つのタイプ

馬尾型

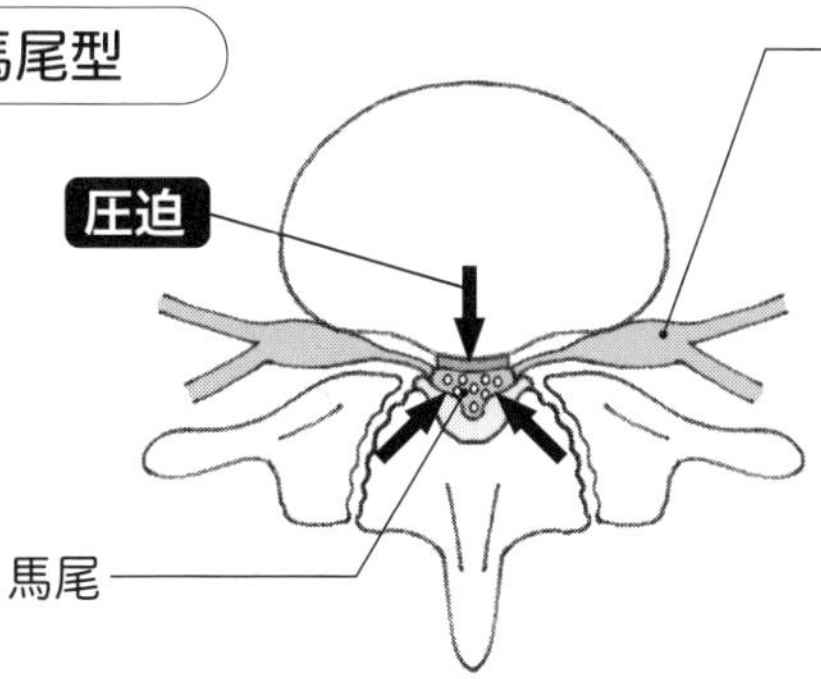

脊柱管を通る馬尾が厚くなった黄色靭帯などによって圧迫されることで発症。

神経根型

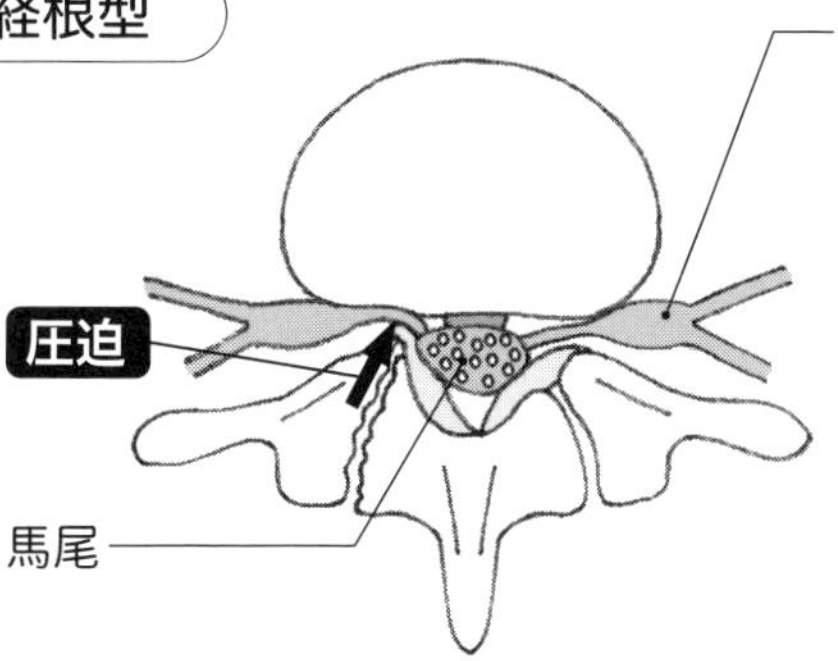

片側または両側の神経根が変形した骨や靭帯などによって圧迫されることで発症。

混合型

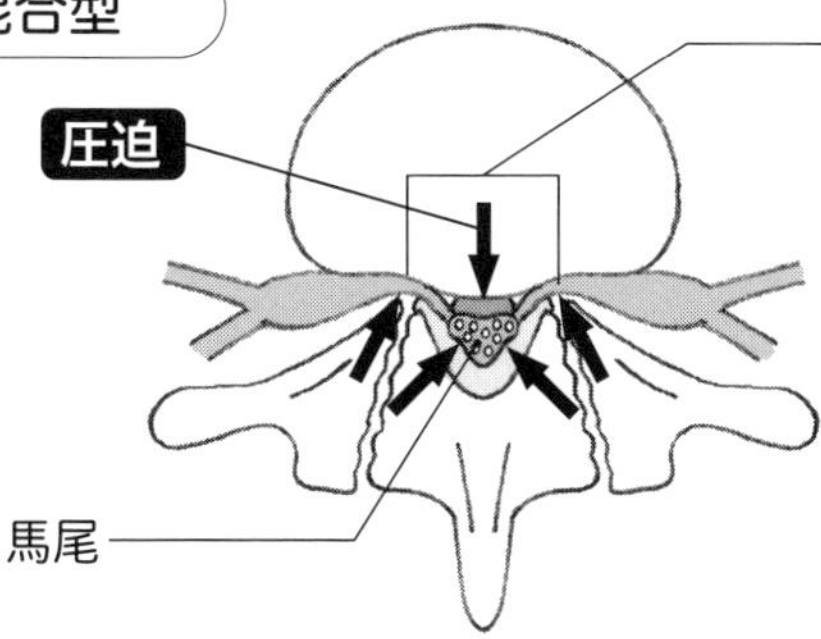

馬尾と神経根が変形した骨や靭帯などによって同時に圧迫されることで発症。

②神経根型《しんけいこんがた》

脊柱管狭窄症の中でもっとも多いのが「神経根型」です。神経根とは、馬尾神経から枝分れしている神経で、この神経が圧迫されることにより症状が現れます。

馬尾型と違って、片方の足に痛みやしびれが起こります（両足に現れることもあります）。片足全体に症状が出るわけではなく、圧迫される神経の部位によって、症状の出現する部位が異なることも特徴です。仕事などで、長時間立ち続けたり、歩き続けたりしている人に起こりやすいと言われています。

③混合型

馬尾型と神経根型が、合併して起こることもあります。これが「混合型」です。最初から混合型のケースもありますが、どちらかが先に発症し、混合型へ移行することもあります。

いずれにしても、両方の症状が合併して出現するので、３つのタイプの中でもっとも重症で難治《なんち》とされています。

特徴的な3つの症状

◎「休み休み歩く」間歇跛行が典型的な症状です

「脊柱管狭窄症」の人には、特徴的な次の3つの症状が見られます。

①歩いていると腰や足が痛くなり、少し休むとラクになる

脊柱管狭窄症のもっとも典型的な症状が、「間歇跛行《かんけつはこう》」です。難しい呼び名ですが、要は、歩いているうちに足や腰が痛くなり、少し休むと歩けるようになる状態です。

なぜそのようなことが起こるのかというと、歩いていると体が自然に反るため、脊柱管の狭窄が強まり、痛みやしびれが出てくるからです。また、脊柱管の狭窄で血流が阻害されるため、足が動かなくなるとも考えられています。

歩いているうちに痛みやしびれが出てきても、いったん立ち止まって、前かがみの姿勢になると、脊柱管が広がってラクになり、再び歩きはじめることができます。

②背中を反らすと腰の痛みが強まる

脊柱管狭窄症の人は、①で説明したように、背中を後ろへ反らすと脊柱管が圧迫されるため、腰の痛みが強まります。一方で、前かがみの姿勢になると、脊柱管が広がって圧迫がゆるむため、痛みが軽くなるのが特徴です。

前かがみの姿勢になっても、強い痛みを感じる場合は、椎間板ヘルニア（41ページ参照）が同時に起こっていることが疑われます。

③下半身に症状が現れる

お尻から足にかけて「しびれ」が現れるのも、脊柱管狭窄症の人に共通している症状です。しびれは、初期の段階から現れます。当初はすぐに消失するものの、そのまま放置していると、しびれがずっと続いている状態になり、しびれの度合いもひどくなります。

しびれ以外にも、「神経根型」ではお尻や下半身に痛みが出てきますし、「馬尾型」ではさらに、頻尿、残尿感、会陰部の違和感、便秘なども生じてきます。

特徴的な３つの症状

②背中を反らすと
腰の痛みが強まる。

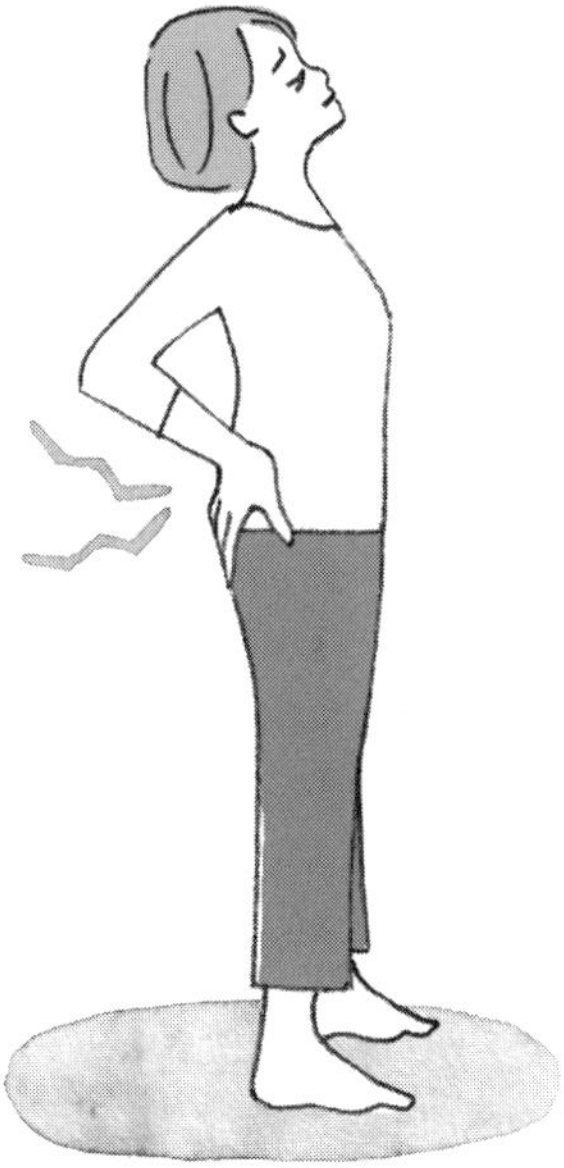

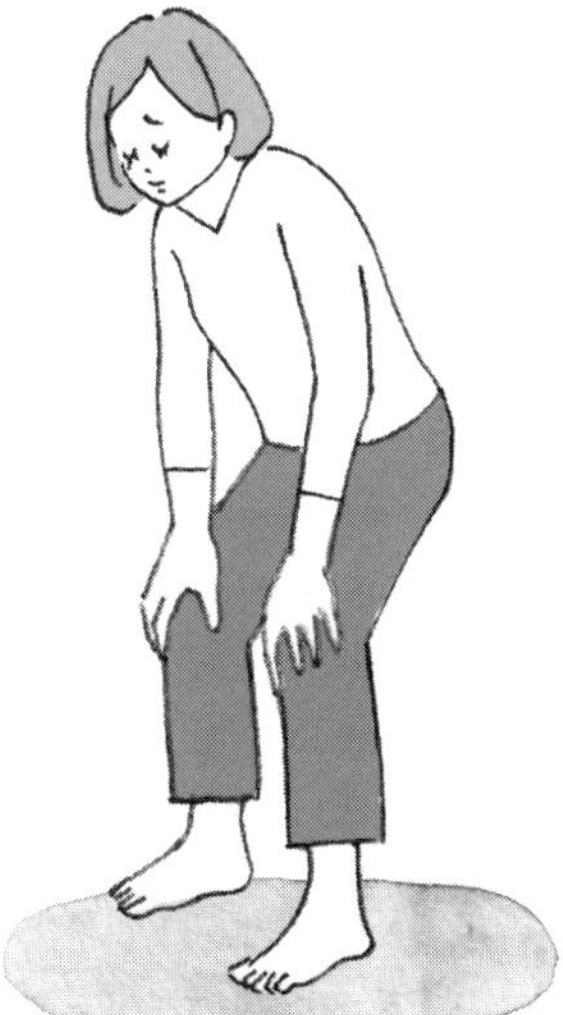

①歩いていると腰や
足が痛くなり、少し
休むとラクになる。

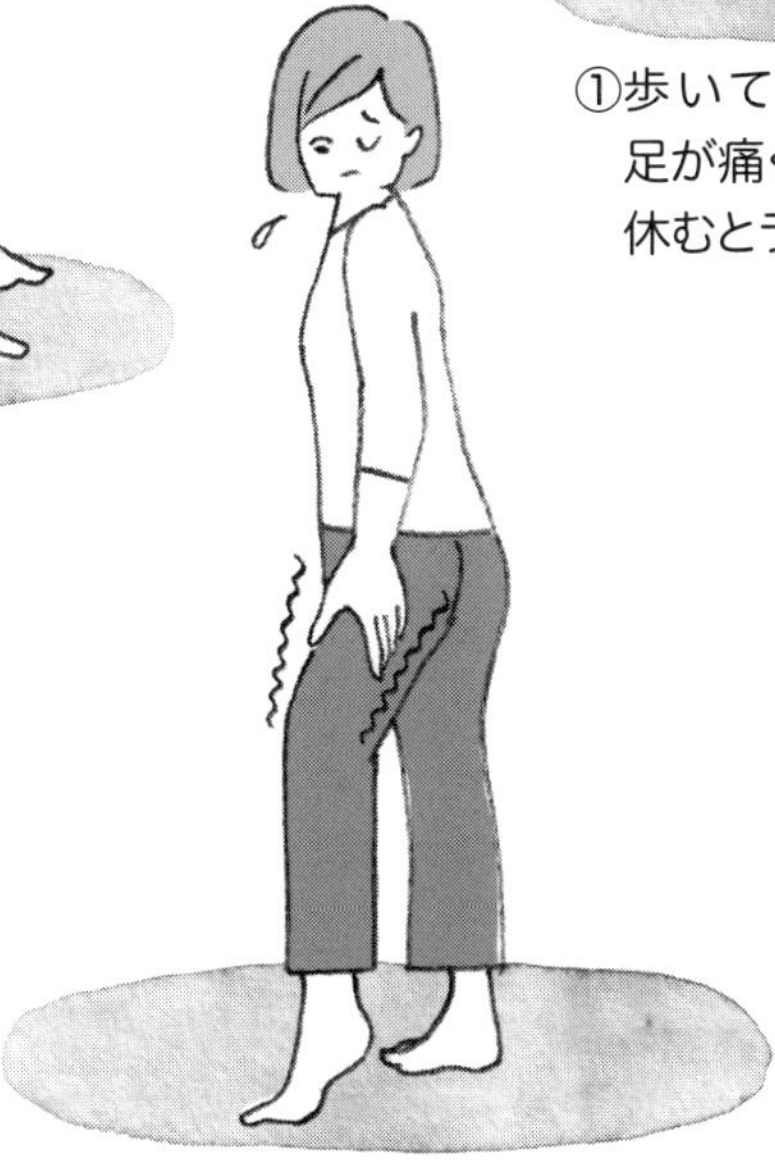

③下半身に症状が現れる。

「女性であること」もひとつの有力な要因

腰部の脊柱管狭窄症は女性に多いと言われています

女性と男性では、男性のほうが「脊柱管狭窄症」の発症率が高いことが知られています。しかし、腰部の脊柱管狭窄症に限ると、女性のほうが多いという報告が出ています。女性のほうが、腰椎変性すべり症（背骨の腰の部分の椎骨がずれることで脊柱管が圧迫される症状）が起こりやすいことが関係しているようです。

いずれにしても、腰椎にゆがみが生じると、重心の位置が変わってしまいます。そうすると、全身の筋肉がバランスをとるために無理な動きを強いられます。これにより、筋肉が硬くなって血管や神経を圧迫し、痛みを生じさせます。

さらに、筋肉と骨は常に連動しているため、筋肉が硬くなると、今度は骨が引っ張られて、体の骨格（姿勢）がゆがんでしまいます。背骨の土台である「骨盤（腸骨《ちょうこつ》、坐骨《ざこつ》、恥骨《ちこつ》、仙骨《せんこつ》の総称）」のずれは、その最たるものです。

背骨の土台である「骨盤」は女性のほうが経年疲労が激しいのです

本来、骨盤は、姿勢に応じて柔軟に動きます。ところが、筋肉が硬くなると、通常とは異なる不自然な位置に固定されてしまいます。

腰が反ってお尻が後ろへ突き出たような姿勢を続けていると、骨盤が前方に傾いた状態で固定されます。逆に、前かがみの姿勢を続けていると、骨盤が後方に傾いて固定されます。

骨盤は、前記したように、背骨の土台です。したがって、それが傾いて固定されると、背骨が上半身を支えるためにがんばって、骨盤の後ろ側にある「仙腸《せんちょう》関節（仙骨と腸骨をつなぐ関節）」に負荷がかかります。

仙腸関節は、下半身と上半身をつないでいる関節なので、この動きが悪くなると、上半身の重さや、歩行時に地面から伝わる衝撃を分散できなくなり、痛みやしびれが引き起こされる原因となります。

特に女性の骨盤は、生理や出産などで酷使されるため、男性にくらべて負荷が高く、中年期以降にその影響が出現しやすくなります。

女性は正しい姿勢を保つ筋力も低下しやすい

50歳を過ぎると下半身の筋力が大幅に低下します

「脊柱管狭窄症」の痛みやしびれを予防・改善するためには、「正しい姿勢」を維持することも大切です。正しい姿勢というのは、背骨が自然なS字カーブを描き、頭がしっかり首の上へ乗っている状態です。

こうした姿勢を維持するには、ある程度の筋力を要します。特に、腰椎から骨盤、股関節をつないでいる「腸腰筋《ちょうようきん》」が充分に機能していると、骨盤が安定し、正しい姿勢につながります。

腸腰筋は、体の深い部分にあることから、「インナーマッスル」とも呼ばれます。

50歳を過ぎると、特に女性は筋力も低下しやすくなります。上半身よりも下半身の筋力の低下が著しく、腸腰筋も弾力を失って、これらの変化も脊柱管狭窄症の発生および悪化に深く関係します。

女性の腸腰筋

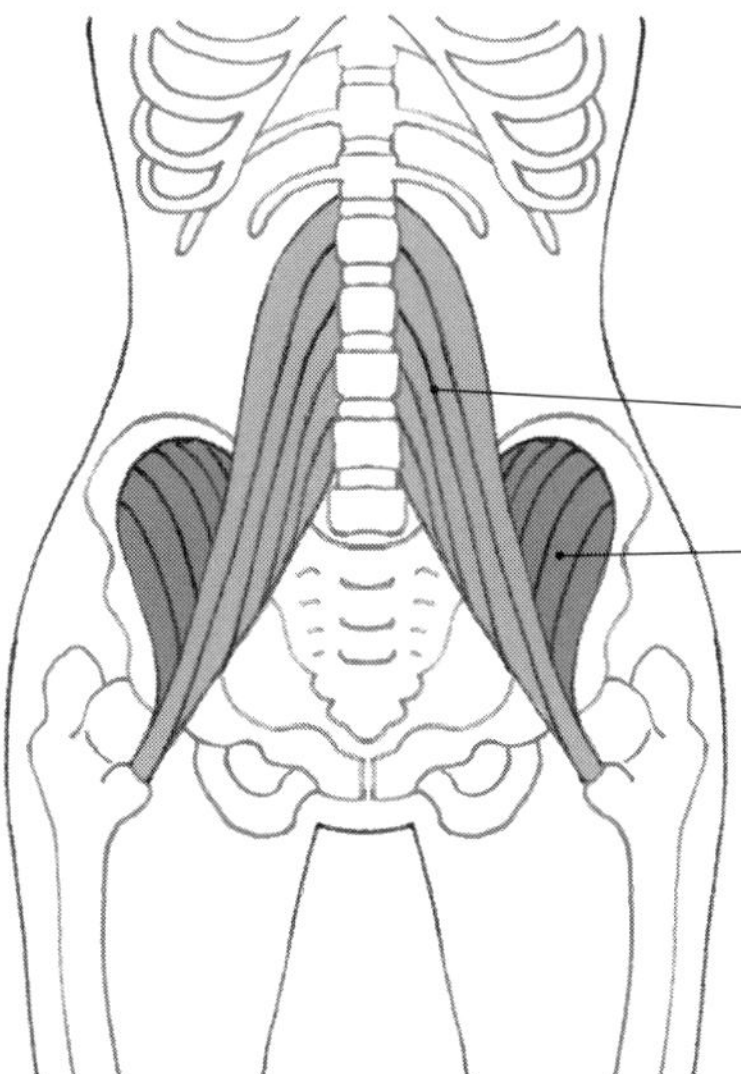

試しに、立ったまま靴下を履いてみてください（安全の確保に努めてください）。体がぐらついて、靴下が履けない人は、腸腰筋の引っ張る力が弱っている証拠です。

そういう人は、今は脊柱管狭窄症と診断されていなくても、すでに狭窄が生じているか、近い将来、狭窄が起こる可能性が濃厚です。PART2で紹介する「寝たまま背骨ストレッチ」やPART3で紹介する「毎日のちょっとした習慣術」を実践し、脊柱管狭窄症の予防と改善につなげていきましょう。

女性は転倒による骨折のリスクも高い

外出が億劫で家に閉じこもっていると骨の老化が一気に進みます

「脊柱管狭窄症」で足腰に痛みやしびれが起こり、休み休み歩かなければならないことは、本人にとって大きなストレスです。そのため、家に閉じこもる日が増え、運動不足に陥りがちです。これが筋肉と骨の老化を一気に進めます。

女性はもともと、男性にくらべて筋力が弱いことは、先にお話ししました。

加えて女性は、加齢に伴う骨粗鬆症《こつそしょうしょう》の進行が早いことも知られています。骨粗鬆症というのは、骨の中のカルシウムがどんどん抜けて、骨が軽石のようにスカスカになる症状です。

女性の骨は、本来は女性ホルモン（エストロゲン）によって守られています。しかし、50代以降は、閉経を境に女性ホルモンの分泌バランスが変化することから、骨が急速にもろくなります。

少しの段差でもつまずきやすくなり骨折のリスクが高まります

骨粗鬆症の最大のリスクは、ちょっとしたはずみで骨折しやすくなることです。重いものを持ち上げただけでも、容易に背骨がつぶれてしまいます。「圧迫骨折」と呼ばれるものです。年齢を重ねるにつれて、身長が縮んだり、背骨が曲がってきたりするのも、骨粗鬆症による圧迫骨折が影響しています。

脊柱管狭窄症の人は、運動不足によって、骨粗鬆症がより進みやすいうえ、足のしびれや痛みがひどくなると、少しの段差でもつまずいて、転倒しやすくなります。

転倒したときに、手をつけば手首の骨折、足をひねれば足首の骨折、尻もちをつくと背骨の圧迫骨折のリスクが生じます。

骨折をすると、それ自体が体に負担をかけるのはもちろんですが、骨折によってさらに運動量が減ると、筋肉や骨の老化が加速し、場合によってはそのまま寝たきりになってしまうケースも少なくありません。

脊柱管狭窄症を放置することは、ＱＯＬ（Quality Of Life：生活の質）を低下させるだけでなく、健康寿命の延伸にも影響が出てくるということです。

脊柱管狭窄症の治療

「保存療法」と「手術療法」に大別できます

腰痛やしびれが起こっている背景には、脊柱管狭窄症とは別の病気が隠れている可能性もあります。

ですから、17ページに挙げた症状に該当したら、まずは整形外科で受診し、自分が本当に脊柱管狭窄症なのかどうかを確認することが原則です。

整形外科へ行って、「腰痛」と「足のしびれ」が出ていることを伝えると、画像検査（レントゲンやCT〈コンピュータ断層撮影〉スキャン、MRI〈磁気共鳴画像〉検査など）を行なってくれるはずです。脊柱管の狭窄は画像で確認できますから、すぐに診断がつきます。

診断後に整形外科で行なわれる主な治療法は、次の通りです。

保存療法

☑ 薬物療法

☞ 筋弛緩薬：筋肉の緊張をゆるめる。

☞ 血管拡張剤：血管を拡張して血流を改善する。

☞ 消炎鎮痛薬：炎症を鎮めて痛みを抑える。

☞ ビタミンB_{12}：傷んだ神経の修復および機能回復。

☑ 理学療法

☞ 温熱療法：保温用のパックや赤外線治療器を用いて血流を促す。

☞ 電気療法：専用の治療器で電気を流して筋肉をやわらかくする。

☞ 牽引療法：機械的に腰椎を伸ばす。

☞ 装具療法：コルセットを装着して腰部を安定させる。

☞ 運動療法：理学療法士の指導のもとで適切に体を動かす。

☑ 神経ブロック療法

☞ 局所麻酔薬の注射：痛みを起こしている神経に注射して一時的に痛みをとる。

手術療法

☞ 切開手術：狭くなっている脊柱管を拡げて神経の圧迫をとる手術。

☞ 内視鏡下手術：小さく切開した部位から内視鏡を入れて行なう手術。

手術の前に「寝たまま背骨ストレッチ」でセルフケア

手術以外の選択肢を求めて来院される方がたくさんいます

私の鍼灸治療院には、整形外科で「脊柱管狭窄症」と診断された方が、数多く相談に来られます。

「痛み止めを飲んでも、痛みやしびれが一向に治まらない」

「担当のお医者様から手術をすすめられたのですが、それほど症状が強く出ているわけではないので、ほかの方法でなんとかしたい」

そうした声をよく聞きます。

中には、「手術を3回しても改善されず、今、4回目の手術の話が出ているのですが、もうイヤなのです」とおっしゃる方もいました。

私は、脊柱管狭窄症の治療の選択肢のひとつとして、手術を否定するつもりはありません。手術でよくなる人も、実際にいらっしゃいます。

「筋肉をほぐす」ストレッチがおすすめです

一方で、手術後に再発したり、別のところが痛くなったりして、困り果てている人たちを日々診《み》ていますので、手術が万能でないことを痛感しているのも事実です。「体にメスを入れる」ことは、体への負担が甚大です。すぐに手術が必要なわけではなく、休み休みでも歩けるレベルなら、鍼《はり》治療などで相応に対応できます。

当院は、最寄り駅から歩いて5分程度のところにありますが、最初は30分くらいかけて休み休み歩いて来られていた方が、通院しているうちに、「今日は休まず歩いてくることができました！」と、うれしそうに報告してくださることがよくあります。

鍼治療は、硬くなった筋肉をほぐす効果に長《た》けています。この〝筋肉をほぐす効果〟こそが、脊柱管狭窄症を改善する上で大切なポイントとなります。

家庭でできる簡単なストレッチでも、かなりの程度、筋肉をほぐすことが可能です。もちろん、脊柱管の狭窄を根本的に完治させることは難しいのですが、それでも、手術を行なう前に、できることをセルフケアでやってみて、それで症状が改善されたなら、それがいちばんいいと思うのです。

脊柱管に狭窄があっても症状が出ない人がいる

症状が出ない人は筋肉がとてもやわらかいのが特徴です

ストレッチで筋肉をほぐす効果は、決して「気休め」のものではありません。「脊柱管狭窄症」の症状は、「脊柱管が狭くなり、神経が圧迫されることで起こる」ことは、先に説明しました。

しかし、実は脊柱管に狭窄が見つかっても、痛みやしびれなどの症状が出ない人が存在します。この理由については、西洋医学では明確には解明されていません。

一方、私が長年、脊柱管狭窄症の患者さんを診てきた経験では、症状が出ない人には共通した特徴があります。症状が出ない人は、症状が出る人にくらべて、筋肉がとてもやわらかいのです。

特に、背中から腰、足にかけての体の背面の筋肉が、症状のない人は非常にやわらかいのが特徴です。

筋肉がやわらかいとなぜ痛みやしびれがやわらぐのでしょう?

なぜ筋肉をやわらかく保つことが、痛みやしびれの予防・改善につながるのかというと、次のような仕組みによります。

筋肉の中には無数の血管や神経が走っています。本来は、全身に分布する筋肉がそれぞれ動くことにより、心臓から送り出された血液の流れが先へ先へと促される仕組みになっています。ところが、筋肉が硬くなると血管が圧迫され、血流が悪くなります。その結果、筋肉に充分な酸素や栄養素が行き届かなくなり、老廃物も溜まって、さらに筋肉自体が硬くなり、筋肉と連動している関節や骨格にもゆがみが生じます。

このとき、背骨がゆがめば、脊柱管の中を通っている神経が刺激され、痛みやしびれが生じてくるというわけです。

脊柱管狭窄症の患者さんの多くは、お尻の周りの筋肉が特に硬くなっています。硬くなっている筋肉をほぐすことにより、圧迫されていた血管や神経を回復し、筋肉に引っ張られていた骨格も本来のバランスを取り戻し、痛みやしびれの改善につながると考えられるのです。

トップアスリートは普段の筋肉がやわらかい

以前、オリンピックのメダリストの女性が、私の鍼灸治療院へ来られたことがありました。

施術当初はトップアスリートだと気づかないまま、施術を行なうために筋肉にふれたとき、「ちょっと運動不足じゃないかな?」と思いました。そのくらい、全身の筋肉が赤ちゃんのようなポチャポチャとしたやわらかい筋肉だったのです。

その方がオリンピックのメダリストだと気づいたときは、本当に驚きました。

普段はやわらかい筋肉なのに、ギュッと力を入れると、鋼鉄みたいな筋肉になる。その落差がスポーツ選手にとってはとても大事で、それが「いい筋肉」と言えます。

反対に、力を入れたときも、力を抜いたときも、あまり変わらないのがいちばん悪い筋肉です。そういう筋肉の人は、痛みが出やすくなります。

筋肉をほぐしてやわらかくすれば、脊柱管狭窄症による痛みやしびれは、かなりの程度やわらぎます。

筋肉をほぐすためにできる有効な運動のひとつが、セルフストレッチなのです。

筋肉をほぐすストレッチが足腰の痛みやしびれを軽くする

「筋肉をほぐす」＋「姿勢を整える」で症状の予防・改善につながります

前節でお話ししたように、脊柱管の狭窄が見られても、痛みやしびれが起こらない人がいます。その人たちに共通している「やわらかい筋肉」を身につけるようにすれば、症状の出ている人も、症状の予防・改善につながると考えられます。

やわらかい筋肉を身につける方法は、とても簡単です。

適切なストレッチによって、筋肉をゆっくりと引き伸ばし、硬くなっている筋肉の緊張をほぐしていくだけです。これにより、血流が促され、やわらかい筋肉に変わっていきます。

さらに、26ページで紹介した腸腰筋をストレッチによってゆるめると、背骨のS字カーブが自然に保たれ、骨盤のずれも回復します。つまり、姿勢が整い、これも「脊柱管狭窄症」の諸症状の予防・改善につながります。

表層筋だけでなく深層筋もほぐします

ところで、筋肉は、体の表面にある「表層筋」と、体の深い部分にある「深層筋（インナーマッスル）」に大別できます。

筋肉をほぐすには、表層筋だけでなく、前記した腸腰筋などの深層筋もほぐす必要があります。

PART2で紹介する「寝たまま背骨ストレッチ」では、腸腰筋のほか、広背筋（背中から腰、腕に分布する筋肉）、脊柱起立筋《せきちゅうきりつきん》（頭蓋骨から骨盤まで背骨の両脇に分布する筋肉）、大腿四頭筋（太ももの前面にある筋肉）、ハムストリングス（太ももの裏側にある筋肉）、大臀筋《だいでんきん》（お尻にある筋肉）、梨状筋（骨盤から大腿骨へつながる筋肉）、外腹斜筋（腹部の筋肉）などの筋肉を、主にゆるめます。

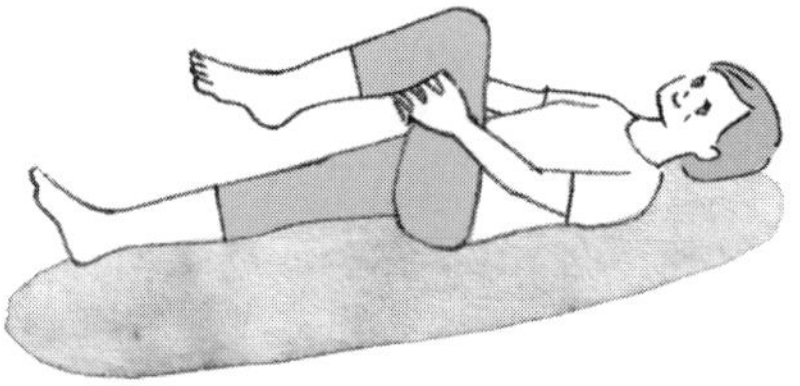

深層筋もほぐしましょう。

女性に最適「寝たまま背骨ストレッチ」

転倒や筋肉を痛めるリスクが少ないので安心して続けられます

「脊柱管狭窄症」の人がハードなストレッチを行なうと、背骨に負荷がかかり、場合によっては腰の痛みやしびれを増長する危険性があるので注意しましょう。いち早く効果を得ようと、一度にがんばりすぎるよりも、短い時間でもていねいにゆっくりと行なうことが大切です。

特に女性の場合は、男性にくらべて筋肉量が少なく、筋力も弱いので、できるだけ負担を減らすため、「寝たまま」の姿勢でできるエクササイズがおすすめです。

寝た状態であれば、よろけて転倒したり、体の余計なところに力が入って筋肉を痛めたりする心配もなくなります。ラクに実践できるので、長く続ける上でも効果的です。

寝た状態でストレッチを行なうことで効果も高まります

「寝たまま」のストレッチは、立った姿勢で行なうストレッチにくらべ、筋肉へのアプローチは弱くなりますが、中高年の女性にはちょうどいい強さとなります。

寝て行なうことにより、効果の面でもメリットがあります。たとえば、立って行なうときより、一つひとつのポージングが正確に行なえるため、より効果が得やすくなります。また、背骨、腰回り、骨盤、体幹へのアプローチは、「寝たまま」のほうが、的確に行ないやすいのも事実です。

なお、「寝たまま」のストレッチでも、無理をしたり、適当に行なったりすると、症状を悪化させる危険が生じます。特に、脊柱管狭窄症の人は、反る姿勢は禁物です。左右の対称部位を同じバランスで行なうことも大切です。

それぞれ1分を目安に、全身の力を抜いてゆっくりとポーズをとり、自然な呼吸を続けながら一定時間維持し、「伸びている筋肉」を特に意識します。

ストレッチは毎日行なうことが理想ですが、痛みやしびれが出ているときは、無理をせずに休み、医師や専門家の指示を仰いでください。

Column

椎間板ヘルニアとの違い

ここでは、「椎間板ヘルニア」が起こる仕組みや、「脊柱管狭窄症」との違いを説明します。

①椎間板ヘルニアは神経をダイレクトに圧迫する

脊柱管狭窄症は、椎間板の変性によって直接的・間接的に脊柱管が変形し、その結果として脊柱管の中を通っている神経が圧迫されます。一方、椎間板ヘルニアは、椎間板の変性が神経をダイレクトに圧迫します。

②椎間板ヘルニアは「急性型」から「慢性型」へ移行する

脊柱管狭窄症は、主に加齢にともなって発症します。これに対して椎間板ヘルニアは、重いものを急に持ち上げたり、中腰の姿勢を続けたりすることによって、突然、椎間板が圧迫されて組織の一部が飛び出し、神経を直撃します。これが「急性型」で、発症直後は動けなくなるほどの激痛を起こしますが、次第に症状はやわらぎます。

そのまま、損傷した椎間板を放置すると、痛みやしびれが慢性化していきます。

③椎間板ヘルニアは片方の足にだけ症状が出る

脊柱管狭窄症は、両方の足に症状が出ることもありますが、椎間板ヘルニアは、腰の痛みとともに、左右どちらかの足（太ももからひざ、ふくらはぎ、足の裏）にだけ症状が出ます。

④椎間板ヘルニアは前かがみの姿勢で症状が出る

脊柱管狭窄症は、後ろへ反ると症状が出ますが、椎間板ヘルニアは、背中を丸めたり、前かがみになったりすると、神経が圧迫されて痛みやしびれが強まります。

⑤椎間板ヘルニアは20〜40代に多い

脊柱管狭窄症は、50歳を超えた辺りから増えてきますが、椎間板ヘルニアは20〜40代の若い世代にも多く見られます。

椎間板ヘルニア（腰椎）

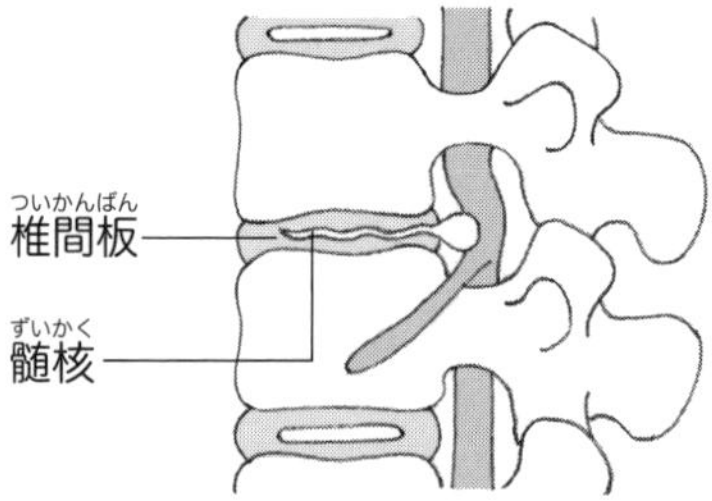

椎間板の中にあるゼリー状の組織（髄核）が飛び出して神経に触れている状態。

脊柱管狭窄症

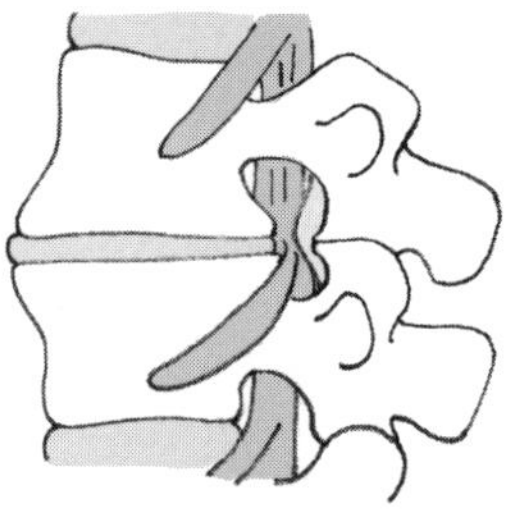

脊柱管周辺の骨や軟骨、靭帯などが変形し、脊柱管を通る馬尾や椎間孔を通る神経根を圧迫している状態。

PART 2

脊柱管狭窄症を自力で改善！「寝たまま背骨ストレッチ」

女性のための「寝たまま背骨ストレッチ」

「女性のため」には理由があります

これから紹介する「寝たまま背骨ストレッチ」は、性別に関係なく効果が期待できるものですが、その上でなお、「女性のための」ストレッチと言っても過言ではないと考えています。

PART1でも説明しましたが、ある意味では、女性のほうが男性よりも「脊柱管《せきちゅうかん》狭窄症《きょうさくしょう》」を発症しやすいと言うことができるのですが、それは、およそ次ページに挙げたような観点からです。

「寝たまま背骨ストレッチ」は、これら3つのポイントをしっかりとフォローした構成になっていますから、まさに「女性にこそ打ってつけ」。

ぜひ毎日行なっていただきたいストレッチなのです。

POINT 1 骨盤とその周辺を整えるストレッチ・セルフケア

☞脊柱管狭窄症の原因のひとつは、背骨自体の不調はもとより、その背骨を支える部分（腰や骨盤）の経年劣化（加齢・生活習慣・女性であること、など）。女性の骨盤は生理や出産などで男性にくらべ負荷が高い（形状も違う）ため乱れやすく、脊柱管狭窄症発症のリスクも高い。

POINT 2 下半身の筋肉、インナーマッスルにアプローチ

☞脊柱管狭窄症の原因のもうひとつは、筋肉の硬化と筋力の低下。中高年女性は同男性にくらべ、上半身より下半身の筋力の低下が著しく、特に腸腰筋《ちょうようきん》（インナーマッスル）の硬化、衰えが顕著であり、それが脊柱管狭窄症の発症を誘引。

POINT 3 「寝たまま」で少筋肉・低筋力でも的確に効果が狙える

☞男性にくらべて筋肉量が少なく、筋力が弱い女性にとって、立位のストレッチは高負荷で危険（ケガや障害のもと。そして長続きしない）。「寝たまま」という「女性に親和性の高い体位」で負荷とリスクを軽減。また、「寝たまま」のメリットとして、「ポージングが立位より正確にできるため、より効果が得やすい」「背骨、腰回り、骨盤、体幹へのアプローチは『寝たまま』のほうが的確に行ないやすい」といったメリットも。

「寝たまま背骨ストレッチ」でラクになる理由

硬くなった筋肉をほぐしてゆるめて痛みをやわらげます

一度狭窄してしまった脊柱管は、外科手術で広げない限り、元の状態に戻ることはほとんどありません。

仮に手術をしたとしても、悪い姿勢やよくない生活習慣を続けるなど、手術前と同じことを繰り返していれば、再発のリスクは否定できません。

「脊柱管狭窄症」があっても、痛みやしびれのない状態を維持するには、患部の周囲の硬くなった筋肉をほぐしてゆるめ、神経や血管を圧迫したり負荷をかけたりしないようにすることが大切。それにはやはり、ストレッチが最適なのです。

ストレッチという、筋肉や腱をゆっくり伸ばす軽い運動で、緊張している筋肉を解きほぐし、血行を促すことで、痛みやしびれを誘発しない、やわらかな筋肉をつくりましょう。

硬くなった筋肉をほぐしてゆるめましょう

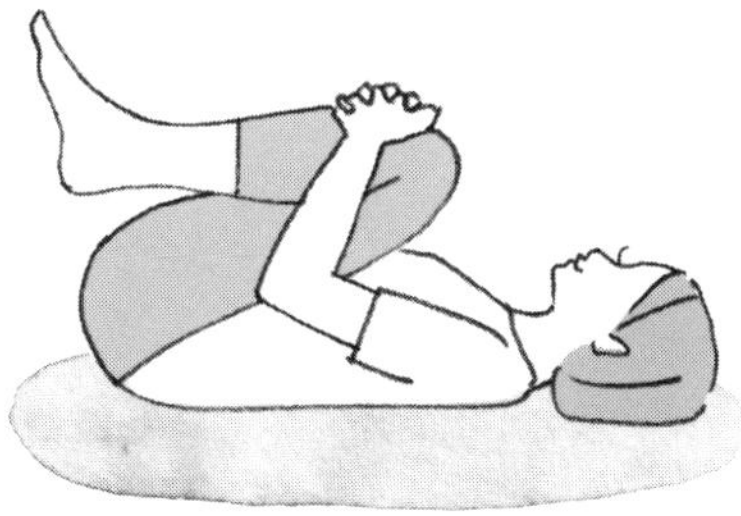

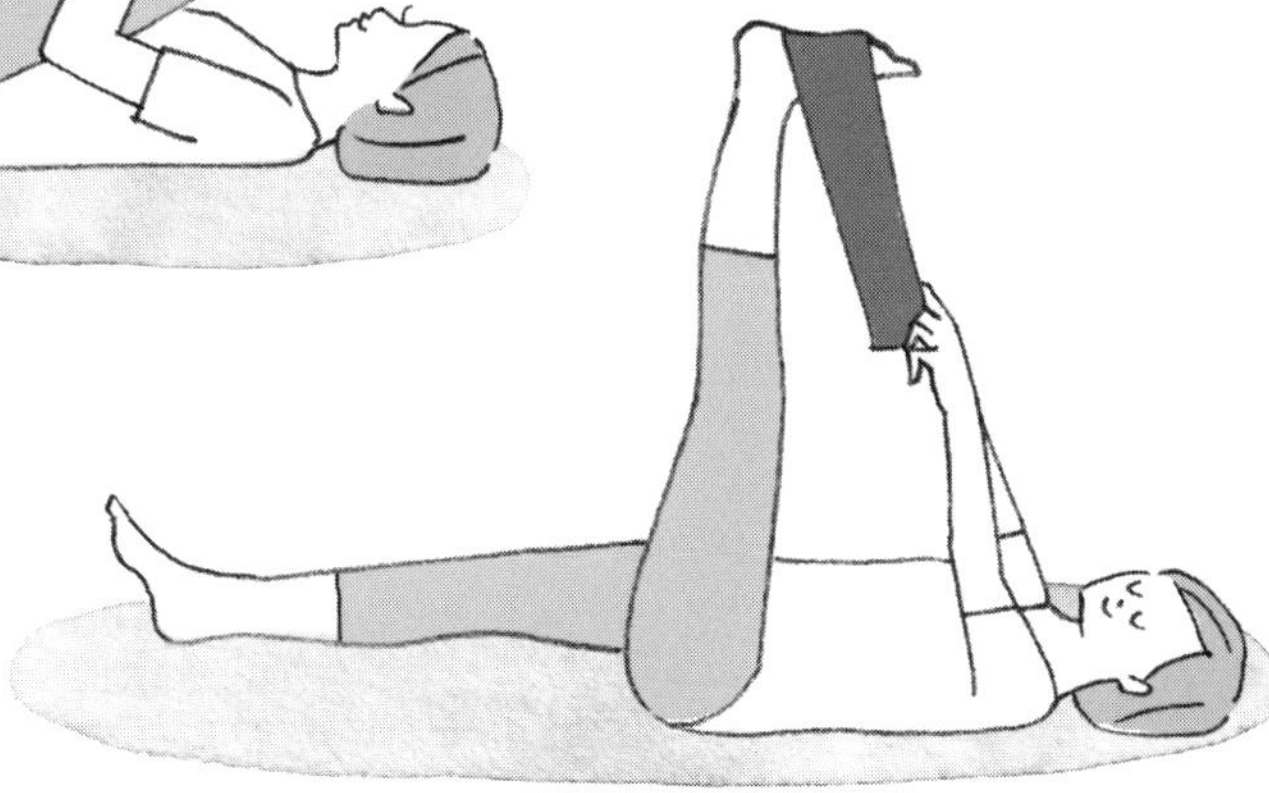

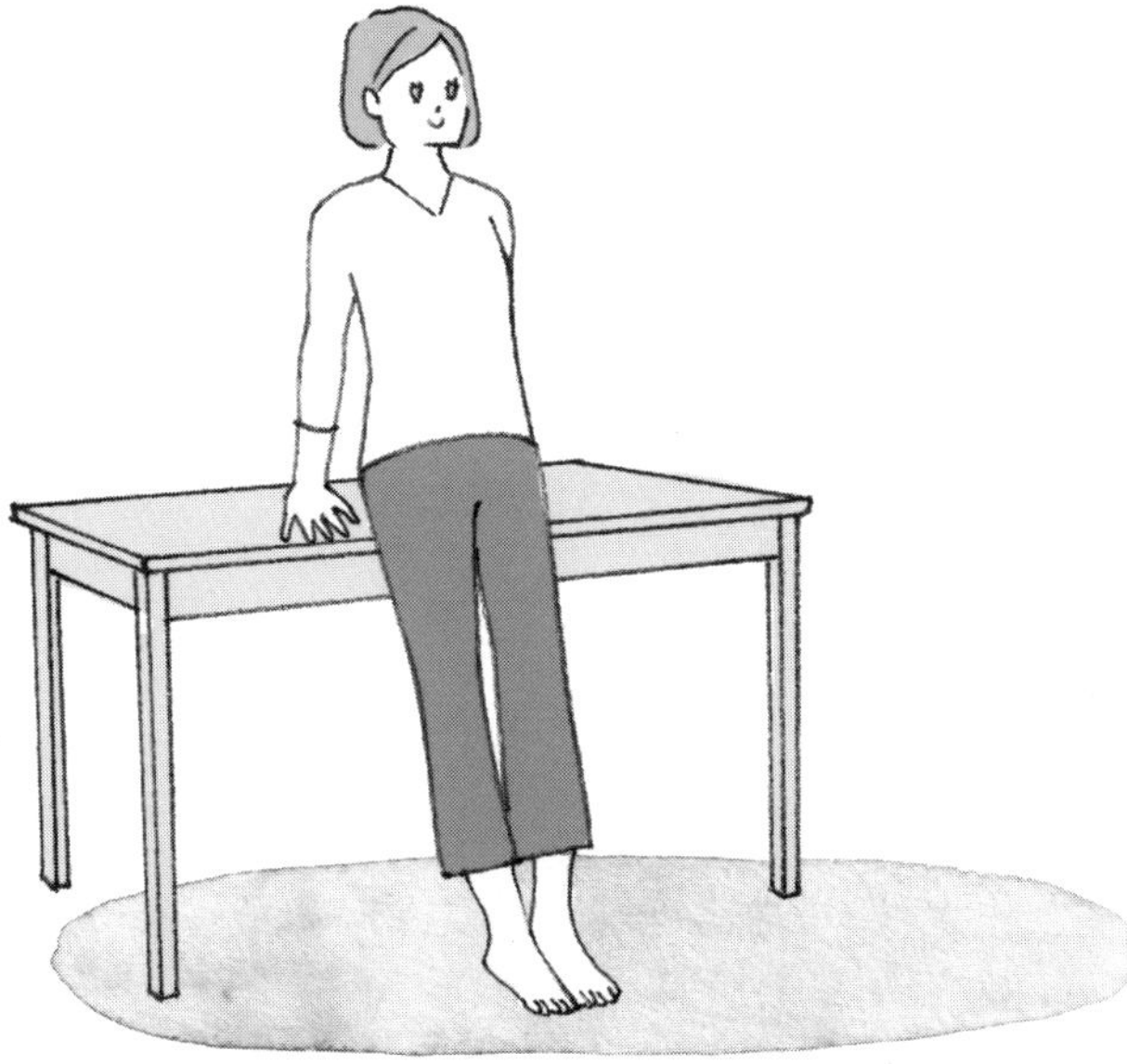

ストレッチを行なうときに注意したいこと

効果を急ぎすぎず、自分のペースでじっくりと

「寝たまま背骨ストレッチ」の効果を的確に享受するためのポイントは、ゆっくり丁寧に、自分のペースで行なうことです。

また、片手、片足など、体の片側だけではなく、前後、左右というように、必ず両方を行なうようにしてください。片側だけに偏ったストレッチだと、反対側の筋肉が緊張したままで、かえってバランスが悪くなります。

ストレッチは毎日続けることが効果的ですが、一度に長時間行なったり、痛みを感じるほど強度の高いものを行なったりすることは禁物です。

ストレッチを行なう前、また、行なっている最中に、腰の痛みや足のしびれを感じたら、まずは横になって安静にしてください。ストレッチの内容に不安があるようなら、かかりつけ医などに相談しながら行なってください。

ストレッチを行なうときの注意点10

1
痛みがあるときは、無理して行なわない。

2
軽い体操でウォーミングアップをするなど、体を温めた状態で行なうと、さらに効果的。

3
ストレッチで伸ばしている筋肉を意識する（正確でなくても大丈夫。イメージすることが大切）。

4
反動をつけすぎたり、急に動かしたりしない。

5
呼吸は無理に止めず、ゆったりと自然に。

6
一度に無理して伸ばそうとせず、適度にゆっくり。

7
痛みを我慢して無理に伸ばさず、気持ちがいいと思えるところで止める。

8
両手・両足など、左右の部位があるものは、できるだけ両方行なう。

9
特に冬季は部屋を暖めて、寒くない環境で行なう。

10
可能な限り、毎日行なう。

寝たまま背骨ストレッチ①

脊柱管ひろげ ベーシック

腰を丸めて脊柱管を広げ、
広背筋《こうはいきん》や太ももの筋肉をゆるめます。

1

- 仰向けに寝てひざを立て、足の裏を床につけます。
- 頭の位置が気になるようであれば、
  枕などで高さを調節してください。

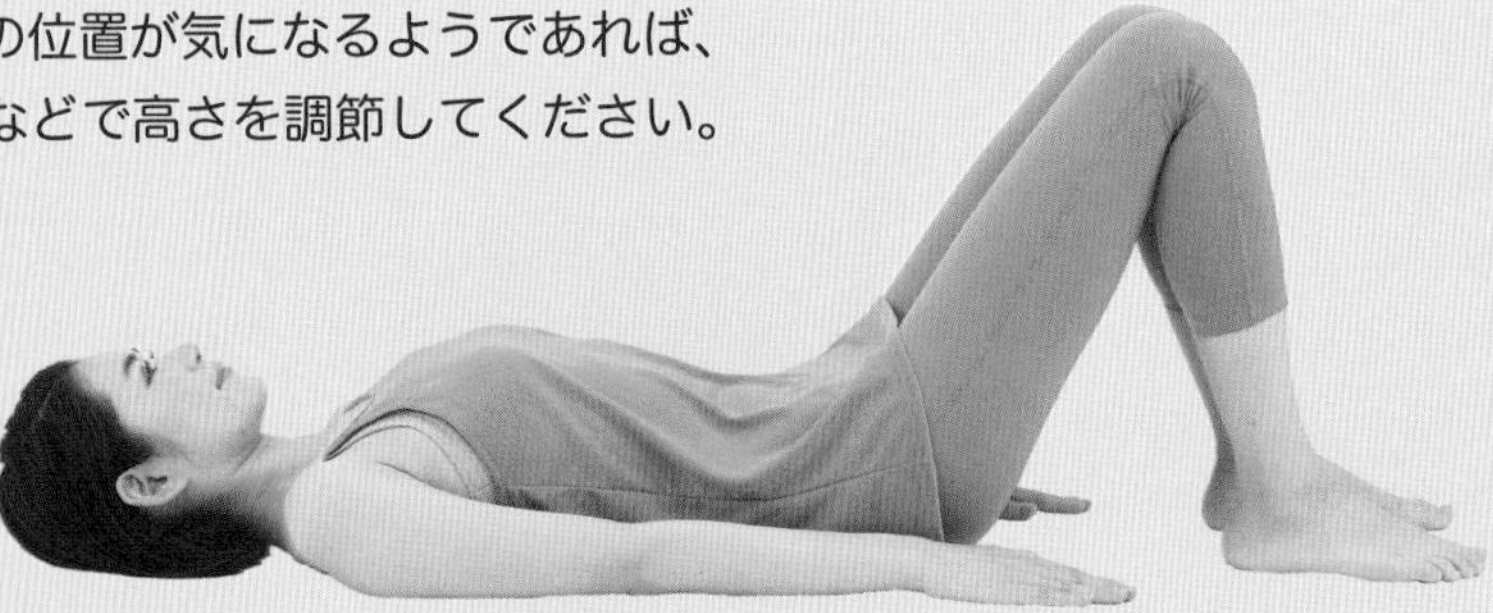

2A

- 両ひざを両手で抱えて、胸まで引き寄せます。
- 腰がしっかりと丸まっていることを意識しながら約30秒維持。
- 1の姿勢に戻って、もう1回繰り返します。

30秒
×2

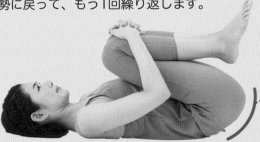

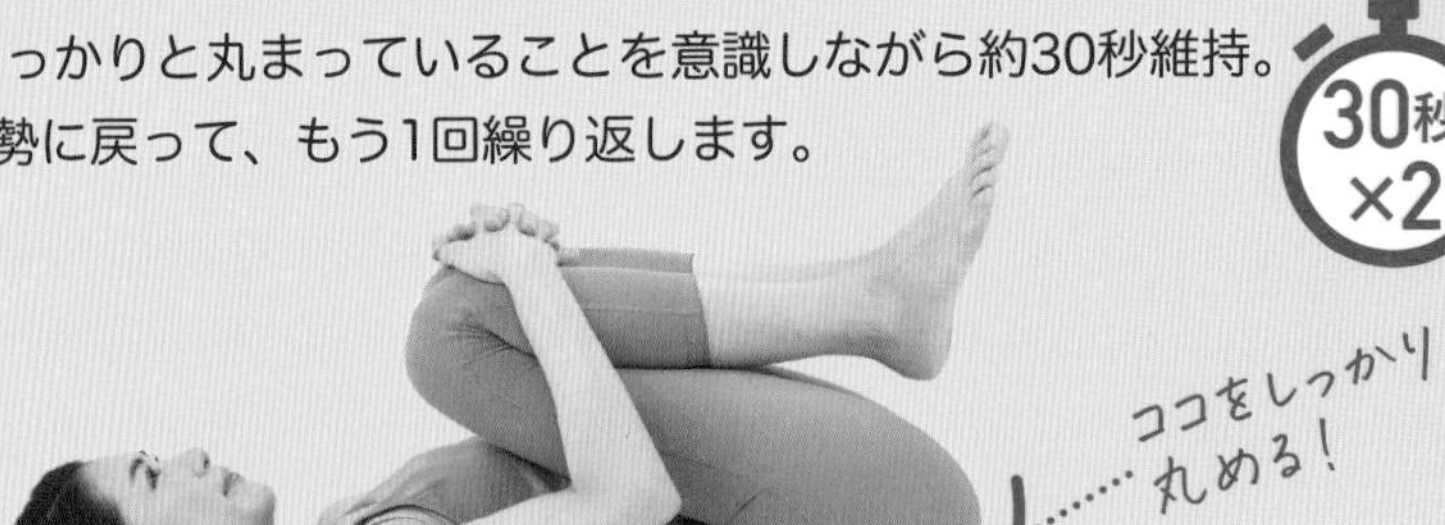

30秒
×2

2B

▶2Aの姿勢が難しいようなら、両ひざの裏に手を添えて引き寄せ、足先を垂直に伸ばします。

▶足先は垂直に上がらなくても、ラクな角度で大丈夫です。

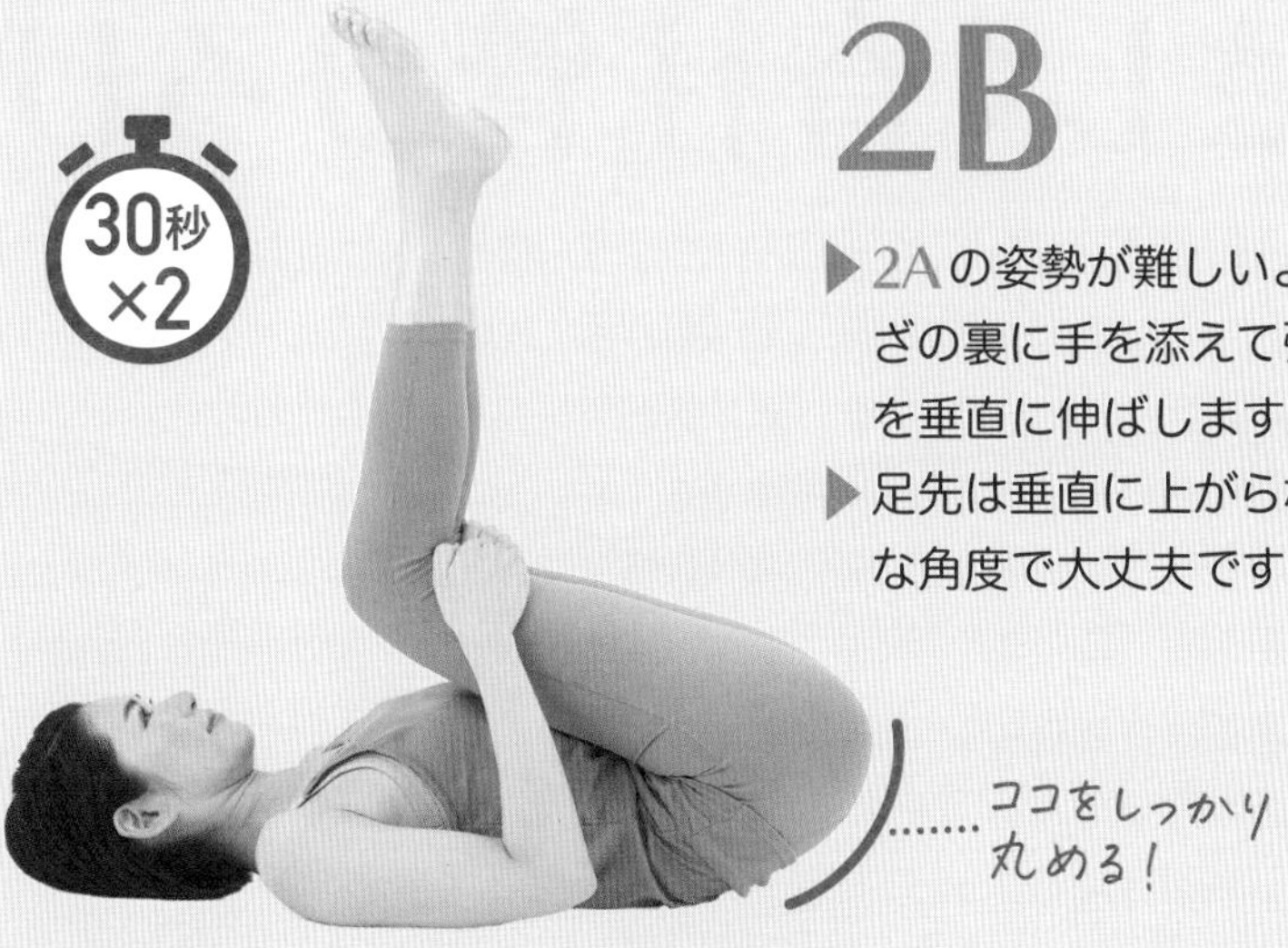

ひざを引き寄せることが難しかったり、腰がじょうずに丸まらなかったりする場合は、折りたたんだタオルやクッションを入れてみましょう。

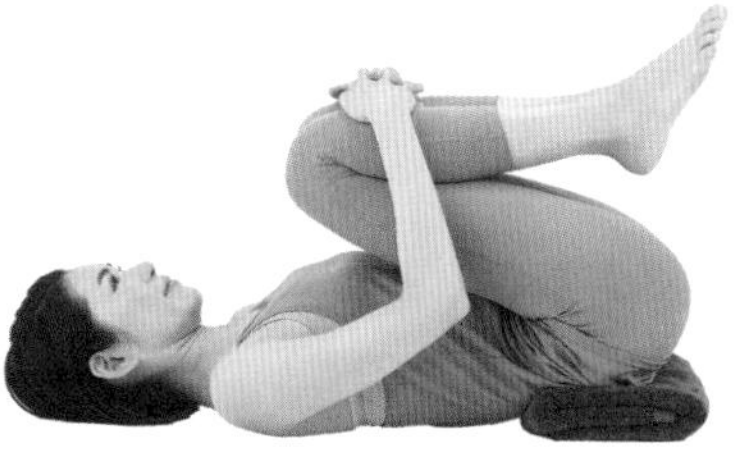

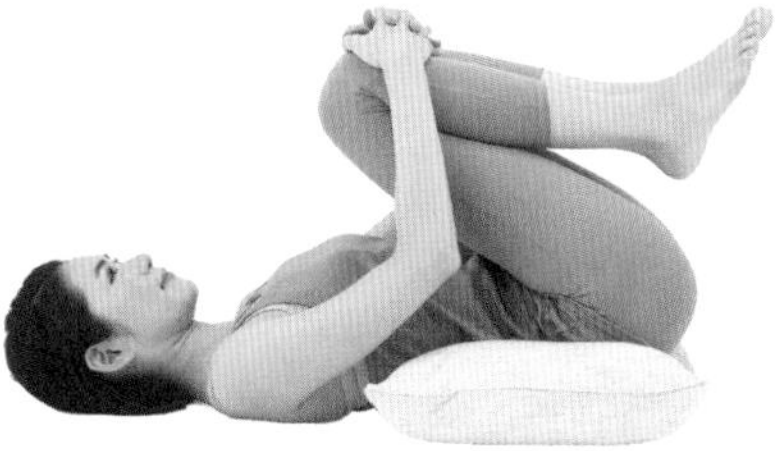

寝たまま背骨ストレッチ②

やさしく脊柱管ひろげ

「脊柱管ひろげ ベーシック」が難しいときは、
横向きに寝て行ないましょう。

1

▶横向きに寝てひざを曲げます。
▶頭の位置が気になるようであれば、枕などで高さを調節してください。
▶左右どちらの向きでも大丈夫です。行ないやすいほうで。

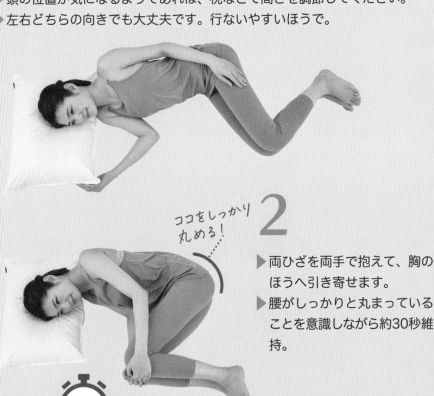

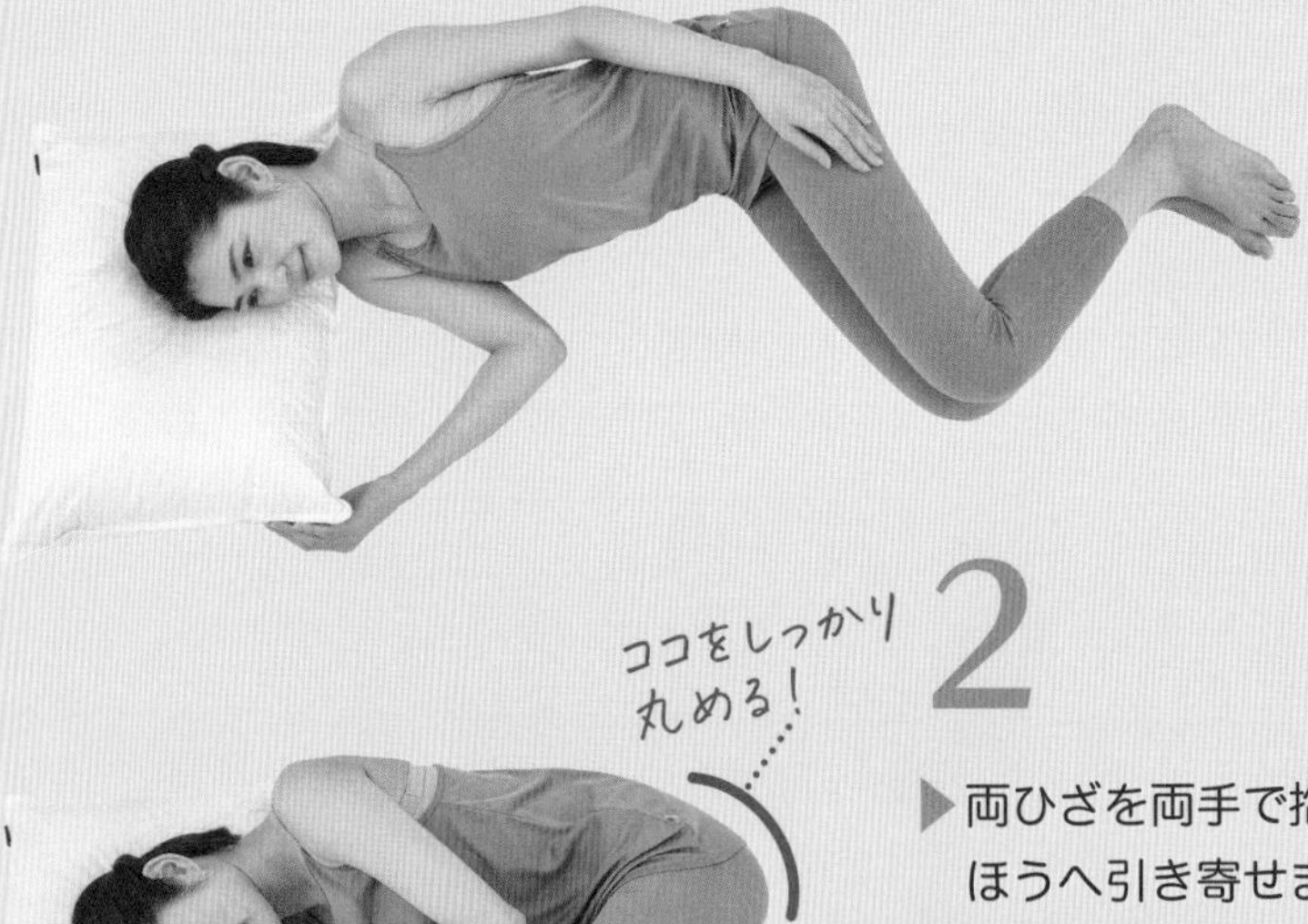

2

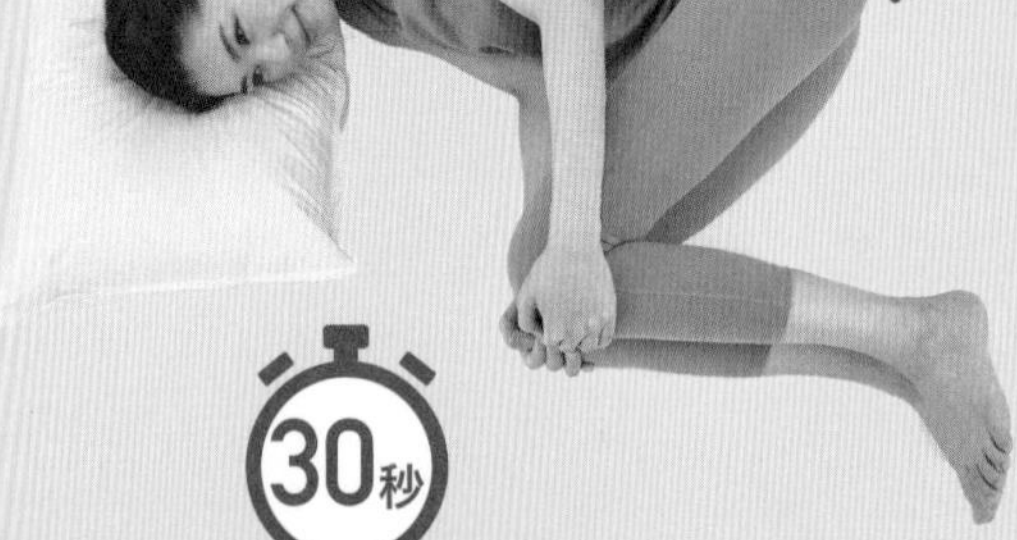

▶両ひざを両手で抱えて、胸のほうへ引き寄せます。
▶腰がしっかりと丸まっていることを意識しながら約30秒維持。

3

▶上半身をさらに丸めて、胸をひざに近づけます。

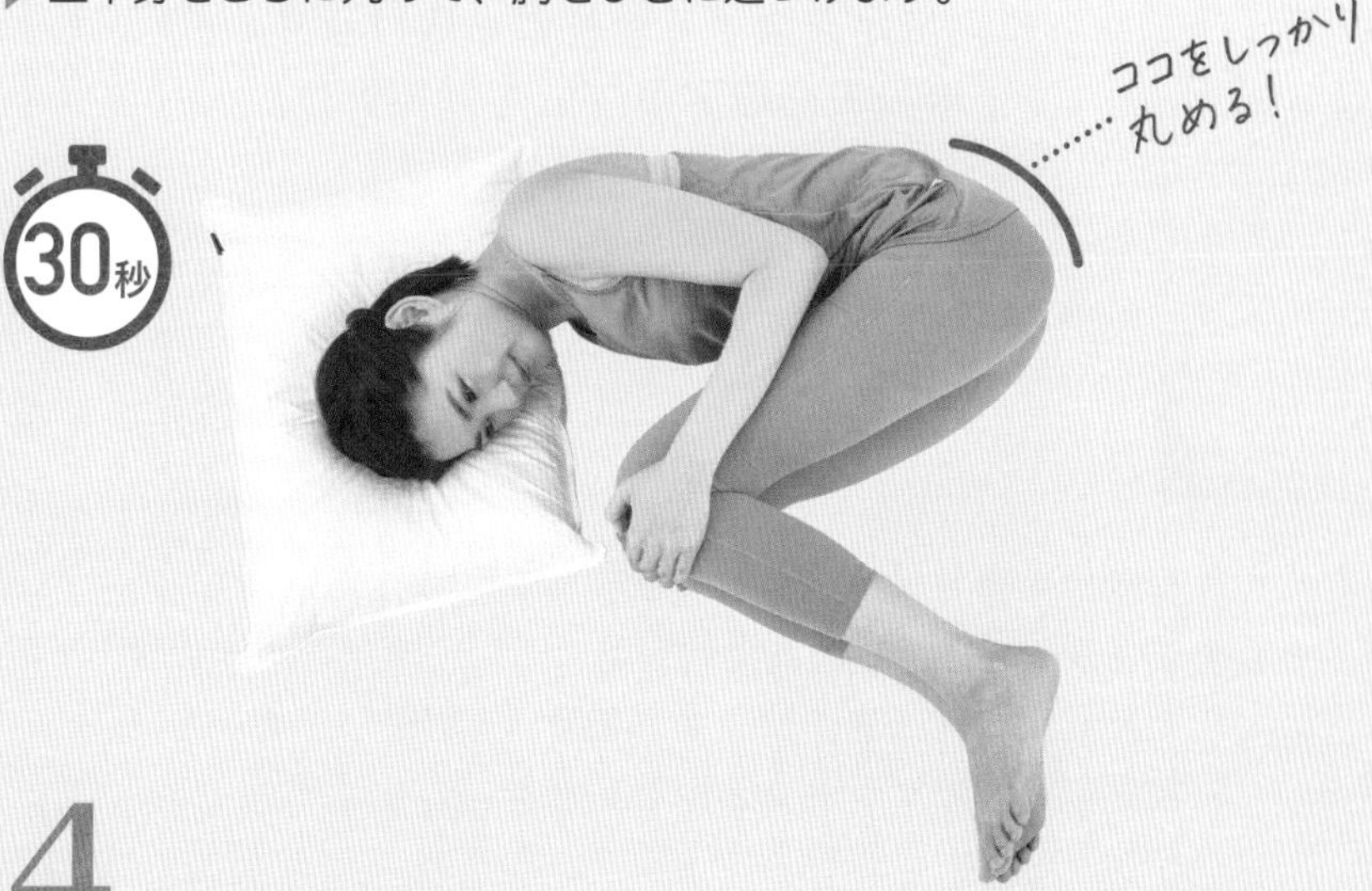

4

▶3の姿勢のまま、両手をひざから放し、脱力します。

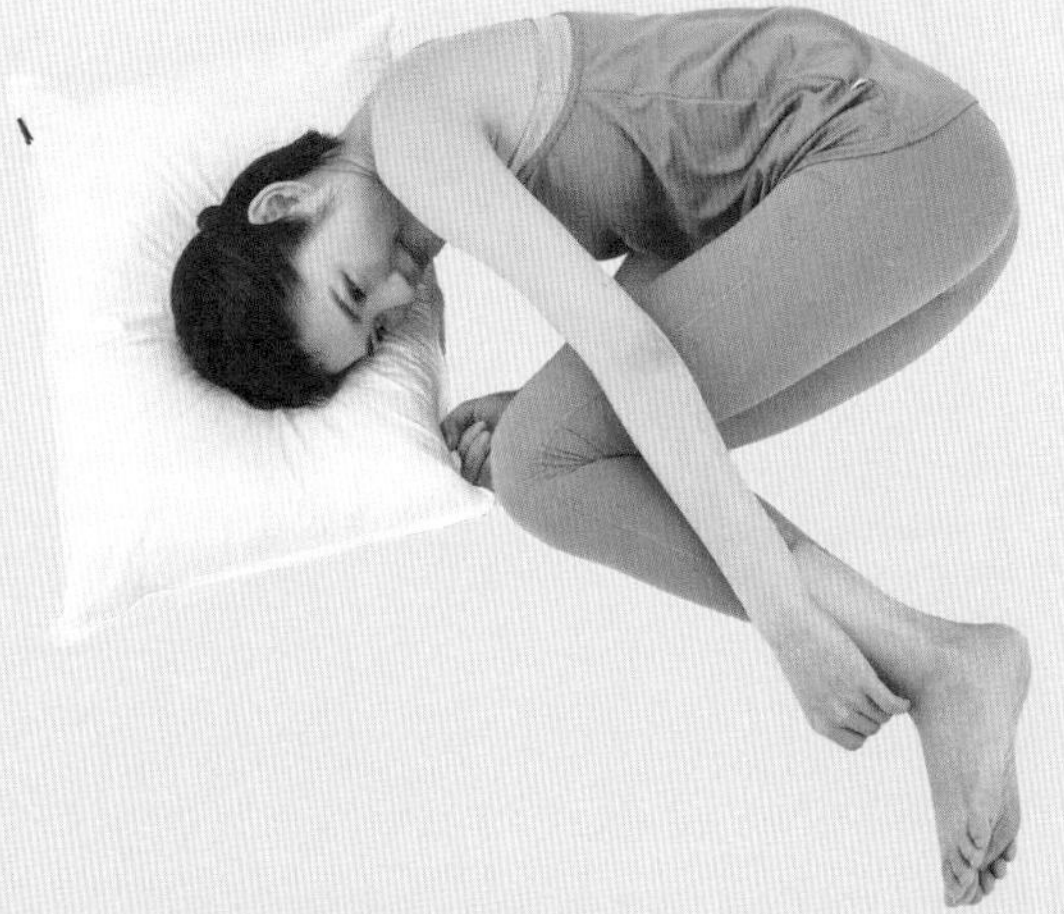

寝たまま背骨ストレッチ③

イスで脊柱管ひろげ

イスに足を乗せて脊柱管を広げます。
下半身の血流アップにも効果アリ。

1

▶仰向けに寝て、両足をイスの座面に乗せます。
▶ひざができるだけ直角に曲がるように、イスの座面や腰の下にたたんだタオルやクッションを置いて調節してください。
▶自然な呼吸でリラックスして30秒維持。

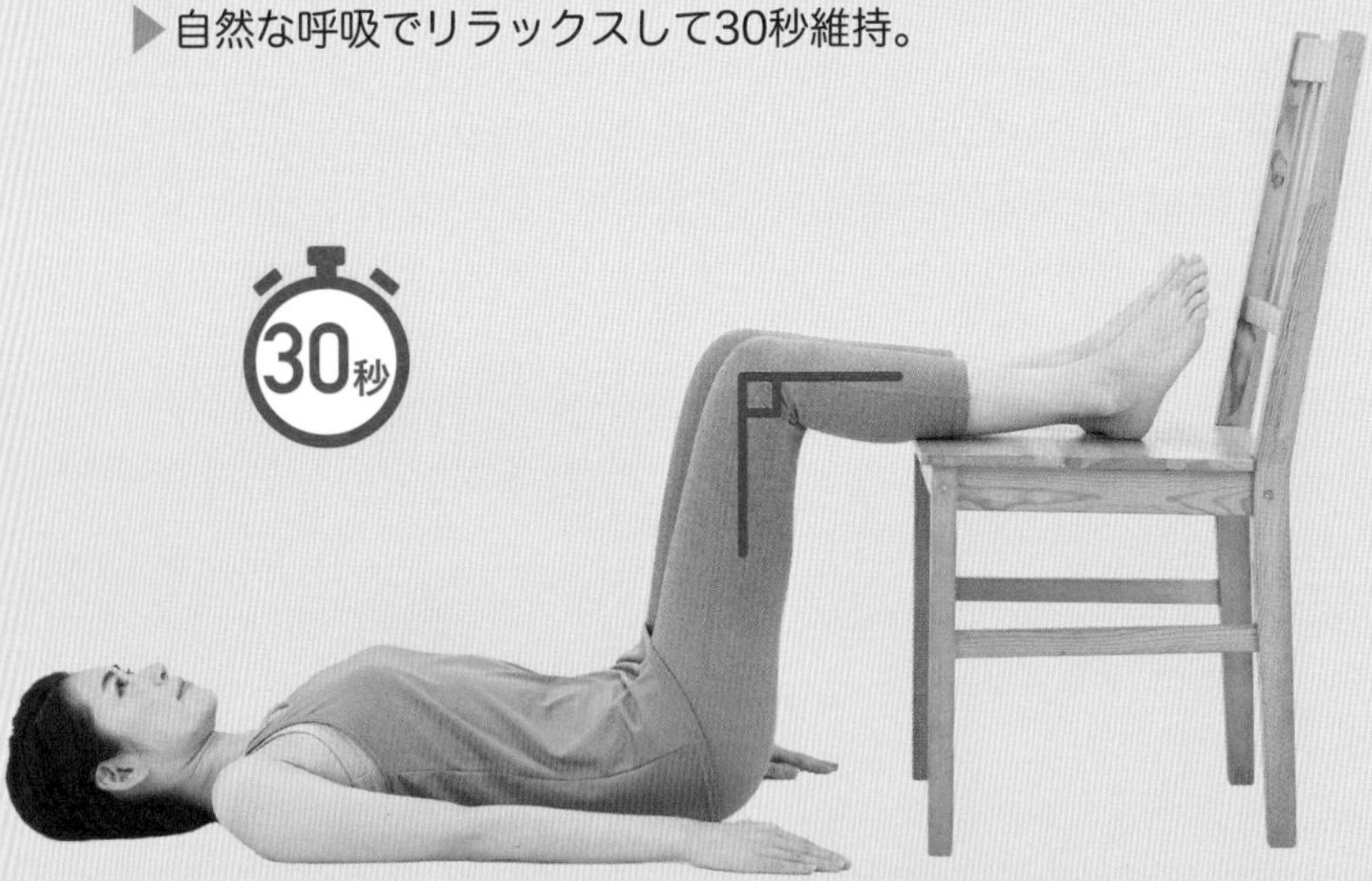

郵便はがき

料金受取人払郵便

京都中央局
承認

3252

差出有効期間
2022年7月31日
まで

(切手は不要です)

601-8790

205

京都市南区西九条
北ノ内町十一

PHP研究所
家庭教育普及部
お客様アンケート係 行

1060

ご住所 □□□-□□□□	
TEL：	
お名前	ご年齢　歳
メールアドレス	@

今後、PHPから各種ご案内やメルマガ、アンケートのお願いをお送りしてもよろしいでしょうか？　□YES　□NO

＜個人情報の取り扱いについて＞
ご記入頂いたアンケートは、商品の企画や各種ご案内に利用し、その目的以外の利用はいたしません。なお、頂いたご意見はパンフレット等に無記名にて掲載させて頂く場合もあります。この件のお問い合わせにつきましては下記までご連絡ください。
(PHP研究所　家庭教育普及部　TEL.075-681-8554　FAX.050-3606-4468)

PHPアンケートカード

PHP の商品をお求めいただきありがとうございます。
あなたの感想をぜひお聞かせください。

お買い上げいただいた本の題名は何ですか。

どこで購入されましたか。

ご購入された理由を教えてください。（複数回答可）

1　テーマ·内容　2　題名　3　作者　4　おすすめされた　5　表紙のデザイン
6　その他（　　　　　　　　　　　　　　　　　　　　）

ご購入いただいていかがでしたか。

1　とてもよかった　2　よかった　3　ふつう　4　よくなかった　5　残念だった

ご感想などをご自由にお書きください。

あなたが今、欲しいと思う本のテーマや題名を教えてください。

2

▶足先を前後左右に動かしたり旋回させたりすると、足先から下半身全体の血流が促進され、さらに効果的です。

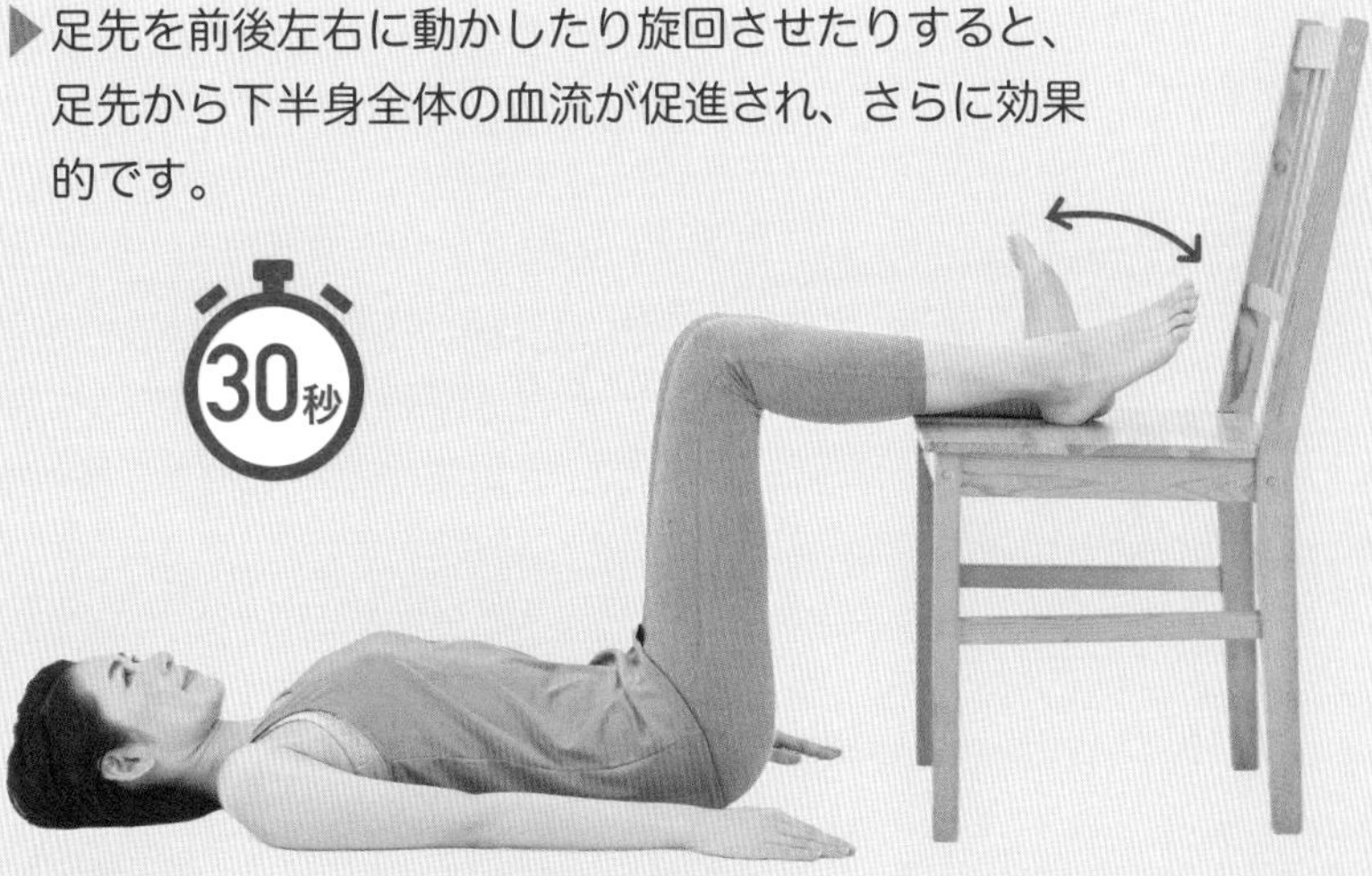

3

▶口からフーッと息を吐きながら、両手で両ひざを引き寄せて腰を丸めます。
▶息を吐き切ったら、自然な呼吸で30秒維持。

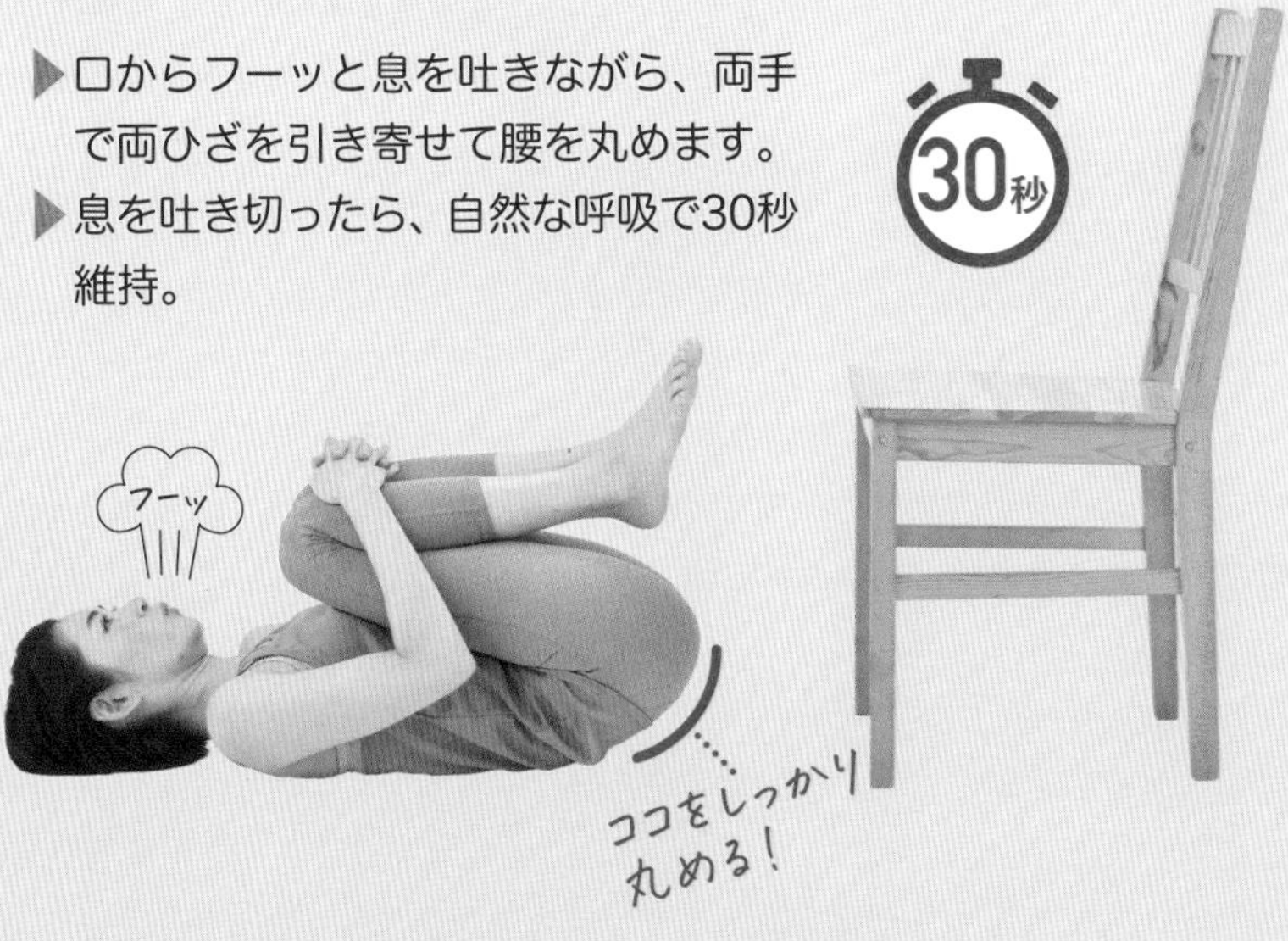

寝たまま背骨ストレッチ④

左右にひざ倒し

骨盤とその周囲の左右のゆがみを改善して整えます。

1

▶仰向けに寝て、両ひざを立てます。
▶両手は、無理のない範囲で左右に広げます。

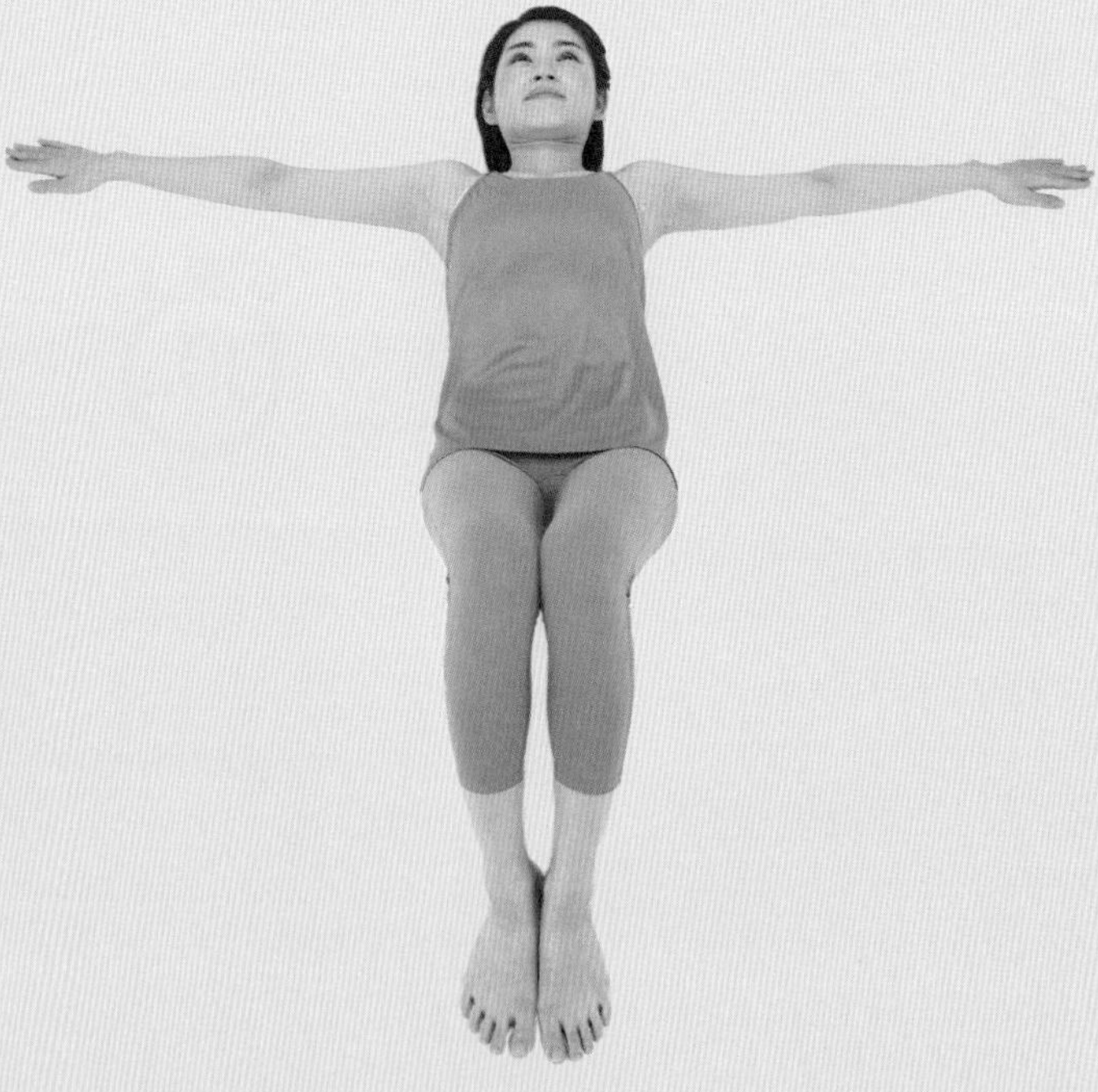

2

▶ 自然にひざが床に落ちるように片方へ揺らし、1の姿勢に戻します。
▶ 同じ要領で反対側へも揺らし、1の姿勢に戻します。
▶ 約1分を目安に繰り返します。

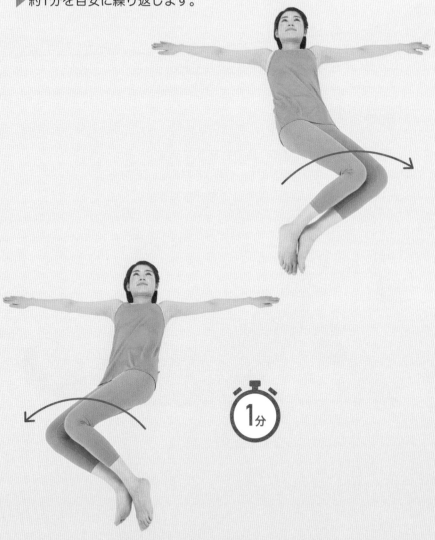

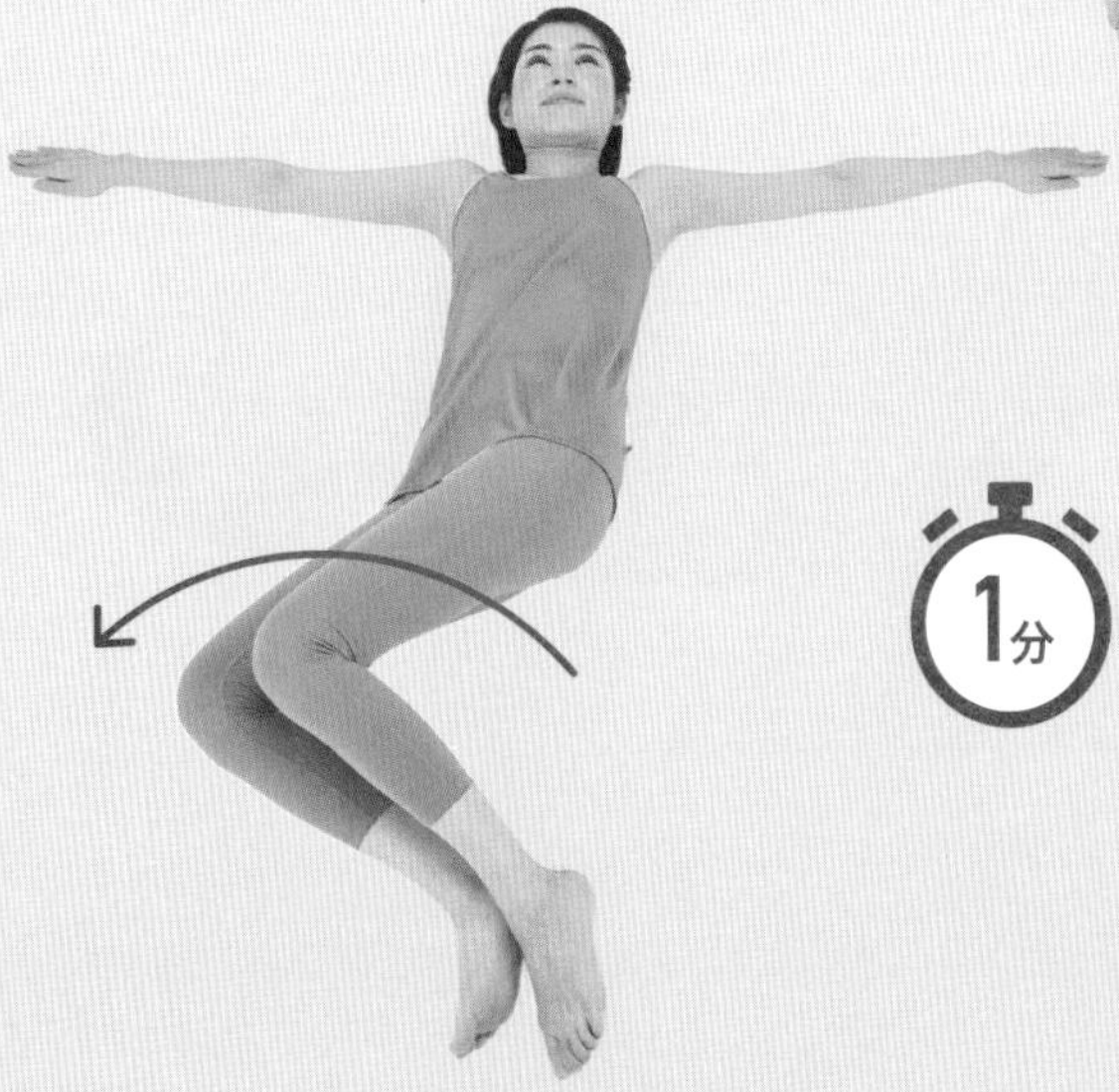

寝たまま背骨ストレッチ⑤

押しくらひざ倒し

筋肉の反動を利用して、骨盤とその周囲の緊張をゆるめます。

1

▶仰向けに寝て、両ひざを立てます。
▶両手は、無理のない範囲で左右に広げます。
▶もう一人は両手でひざを押さえます。

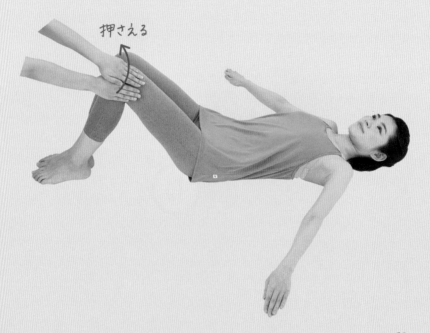

2 ▶もう一人が押す力に逆らうように力を入れます。

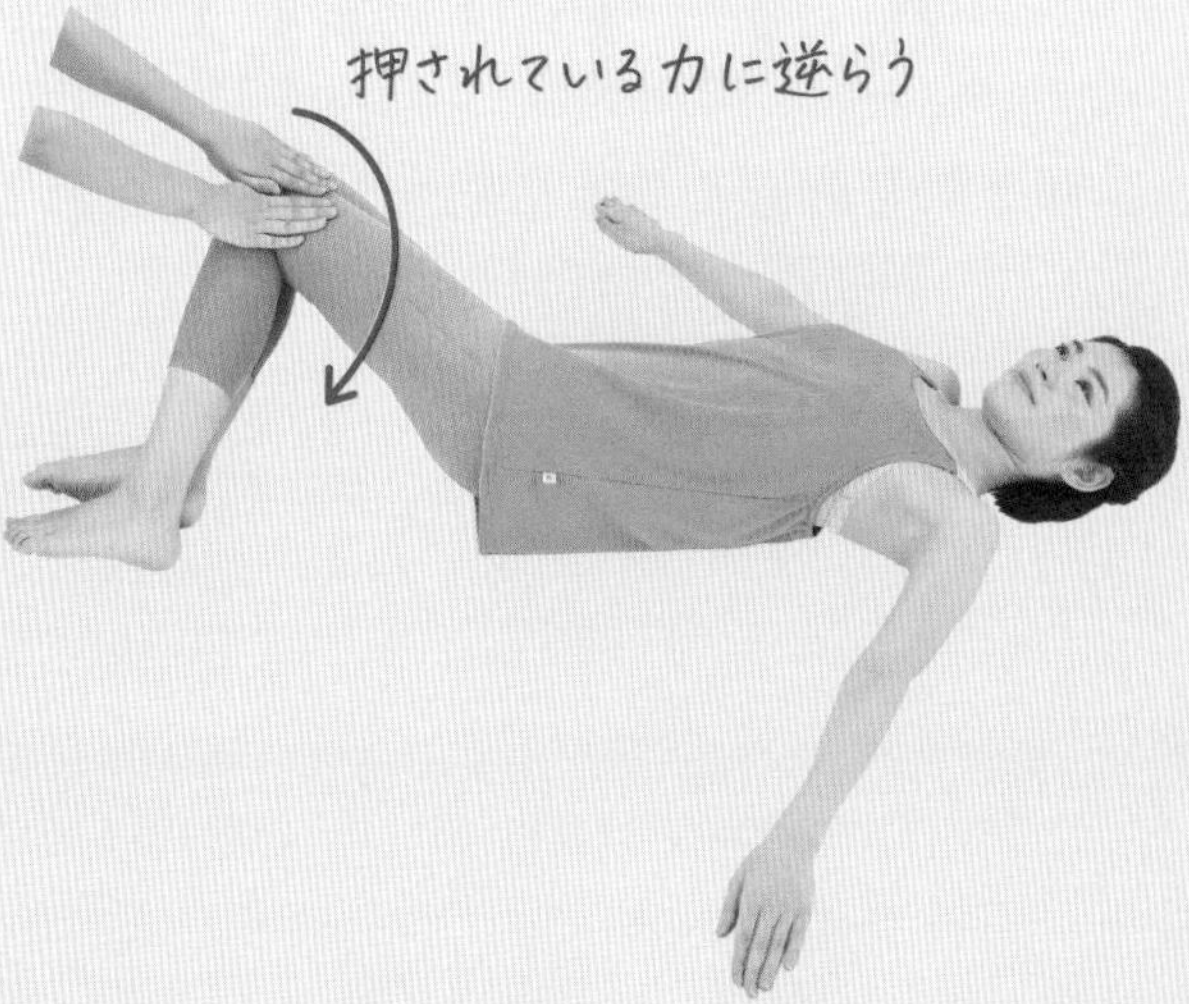

3 ▶互いが力を入れ合ってバランスが取れている状態を5秒程度維持したら、もう一人は押さえつけていた手をパッと放します。

▶手を放した瞬間に筋肉の緊張がゆるむので、反動に身をゆだねてください。

▶1～3を5回繰り返してから、反対側も同様に。

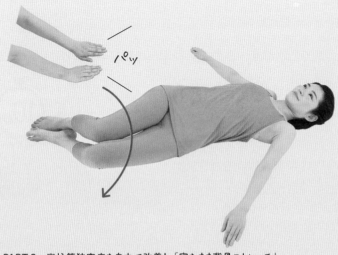

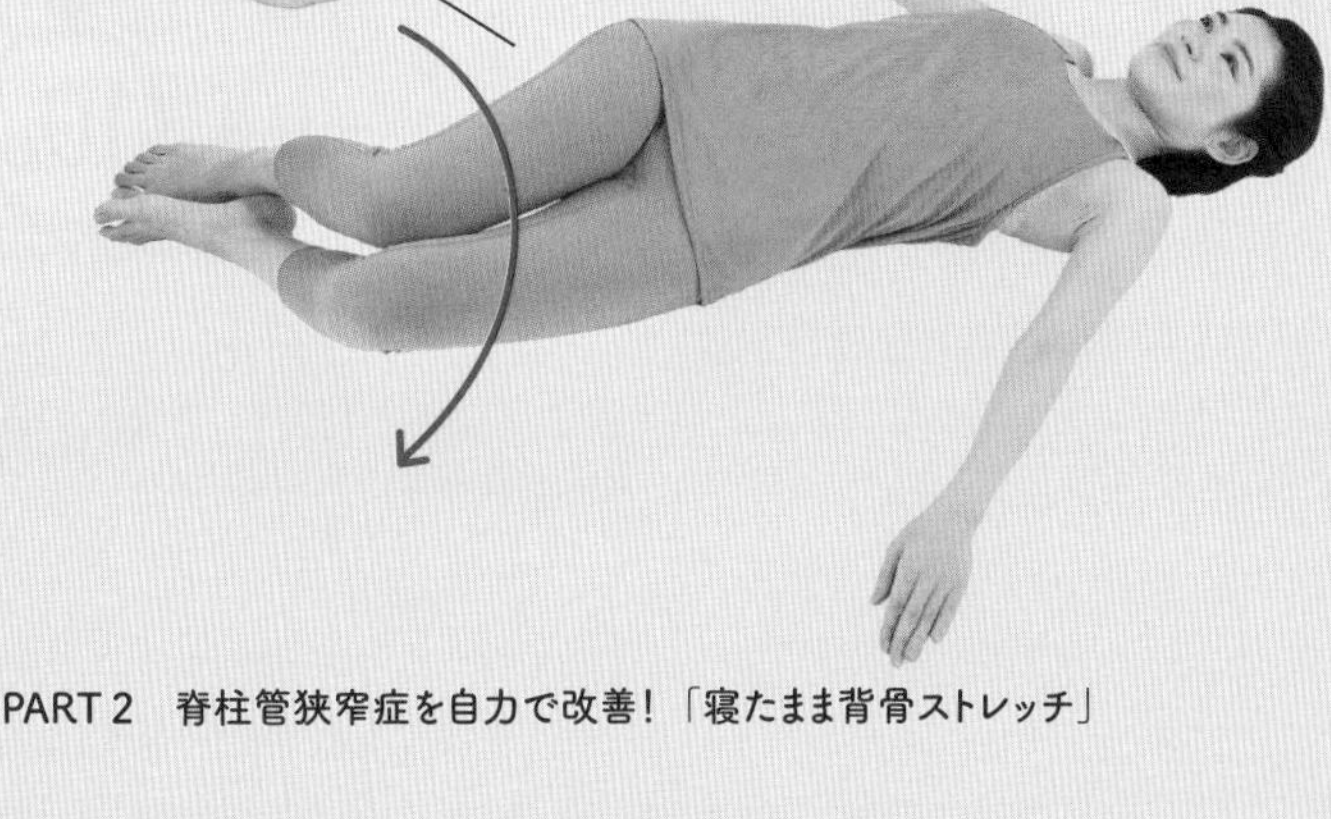

寝たまま背骨ストレッチ⑥

太もものばし

腰まわりの硬くなった筋肉をほぐすことで、
脊柱管への負担が軽減できます。

1

▶仰向けに寝て、左ひざを曲げて太ももの裏に両手を添えます。

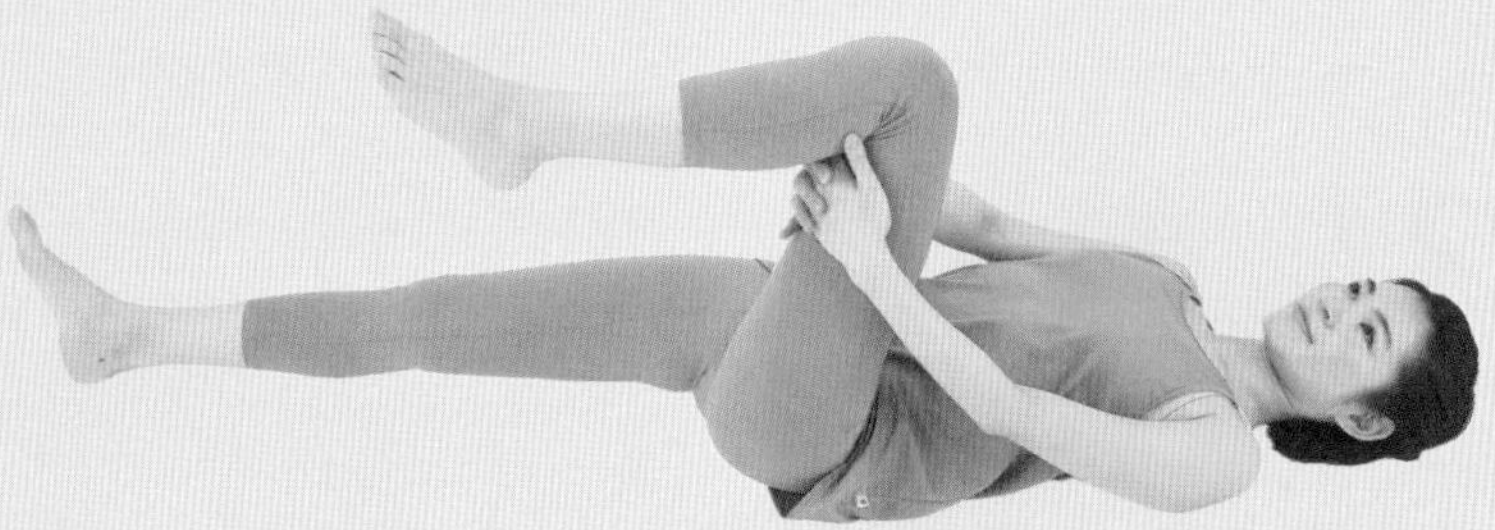

2

▶足には力を入れず、腕の力だけで左足を胸のほうへ引き寄せて、10秒維持します。
▶呼吸は自然に。

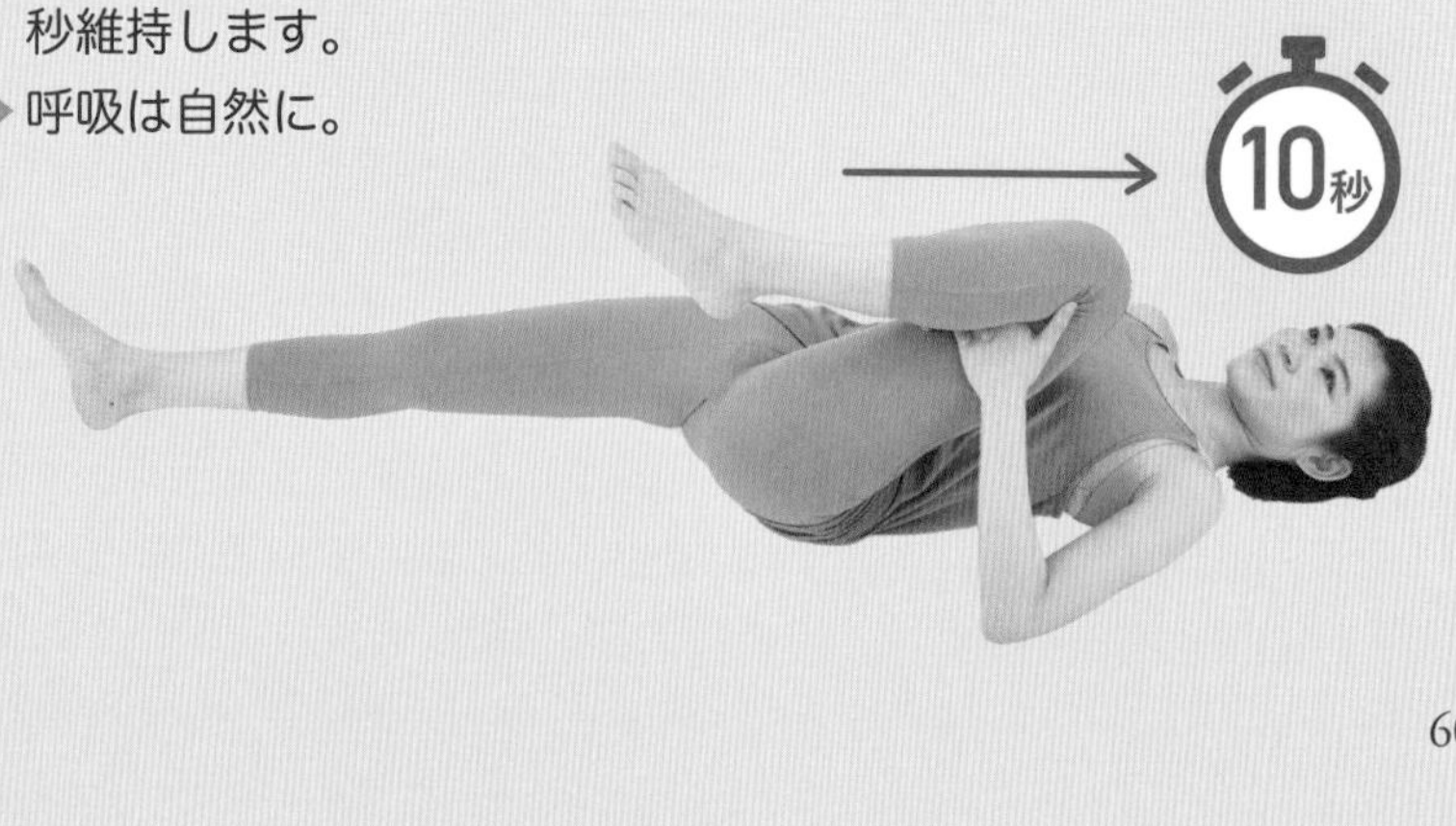

3

▶2の姿勢から左ひざを体の右側に倒して、10秒維持します。
▶左ひざは床から浮かせます。
▶呼吸は自然に。

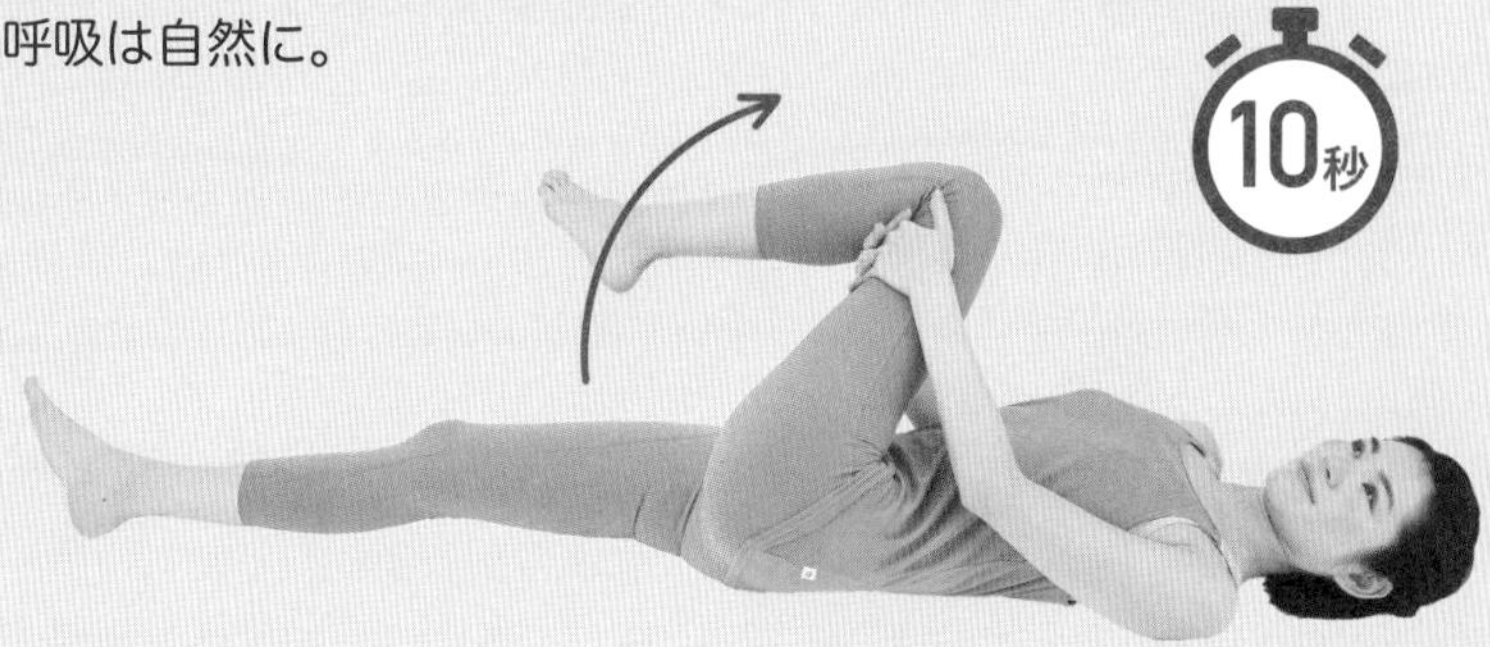

4

▶3の姿勢から左ひざを体の左側に倒して、10秒維持します。
▶左ひざは床から浮かせます。
▶呼吸は自然に。
▶右足も同様に、1～4を行ないます。

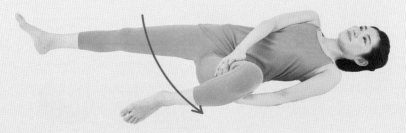

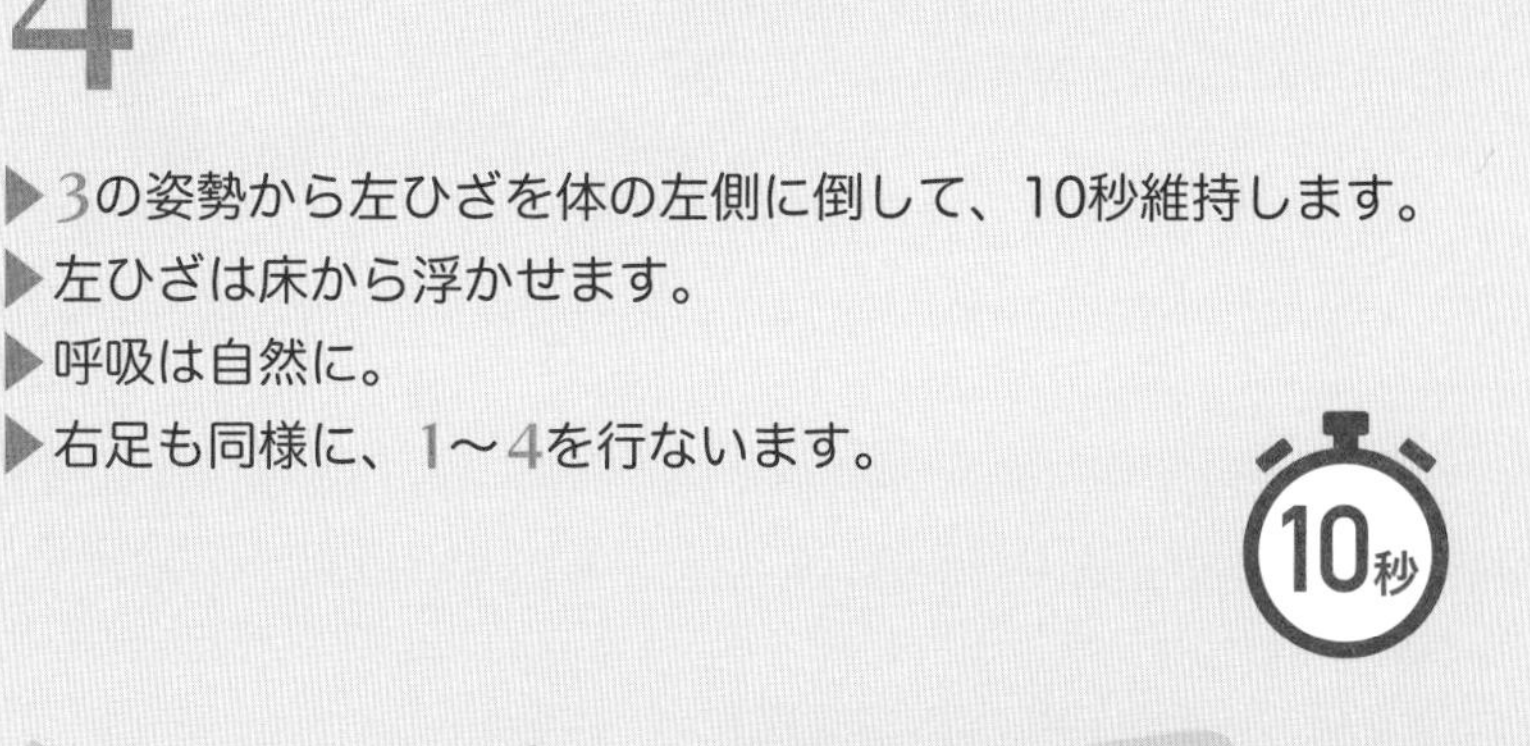

タオルでひざ裏のばし

下肢の後面の筋肉を大きく伸ばすことで、
下半身の硬くなった筋肉をゆるめます。

1

▶ 仰向けに寝て、タオルの両端をつかみ、左の足の裏にタオルを当てます。

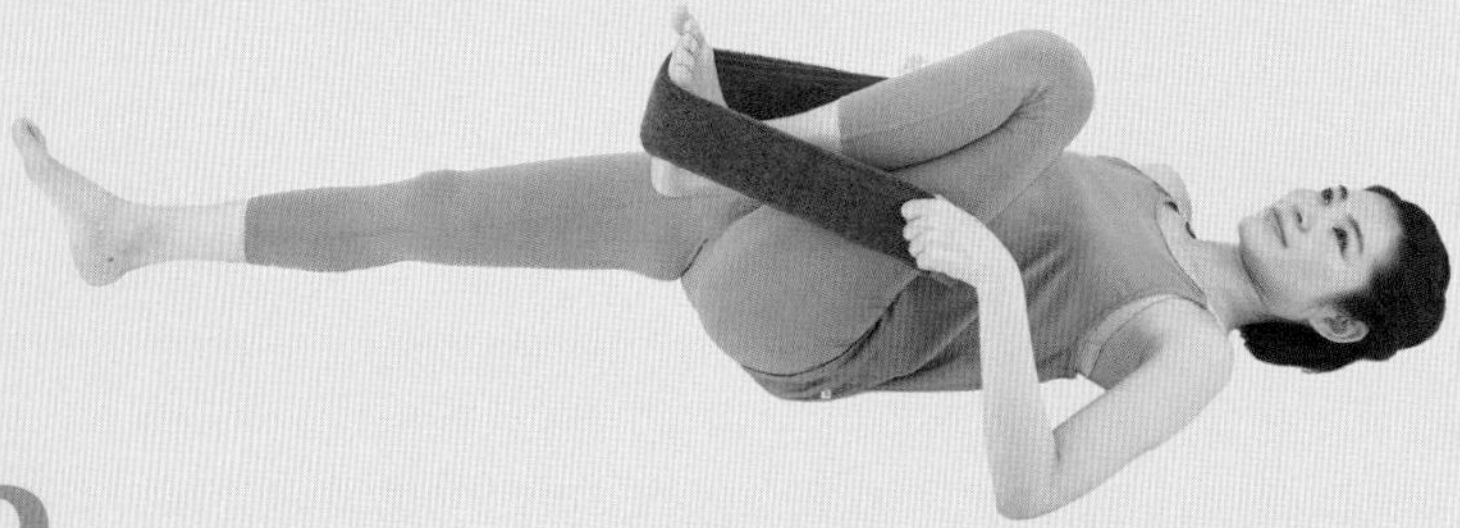

2

▶ タオルを引っ張って胸に引き寄せながら、左足を上に伸ばします。

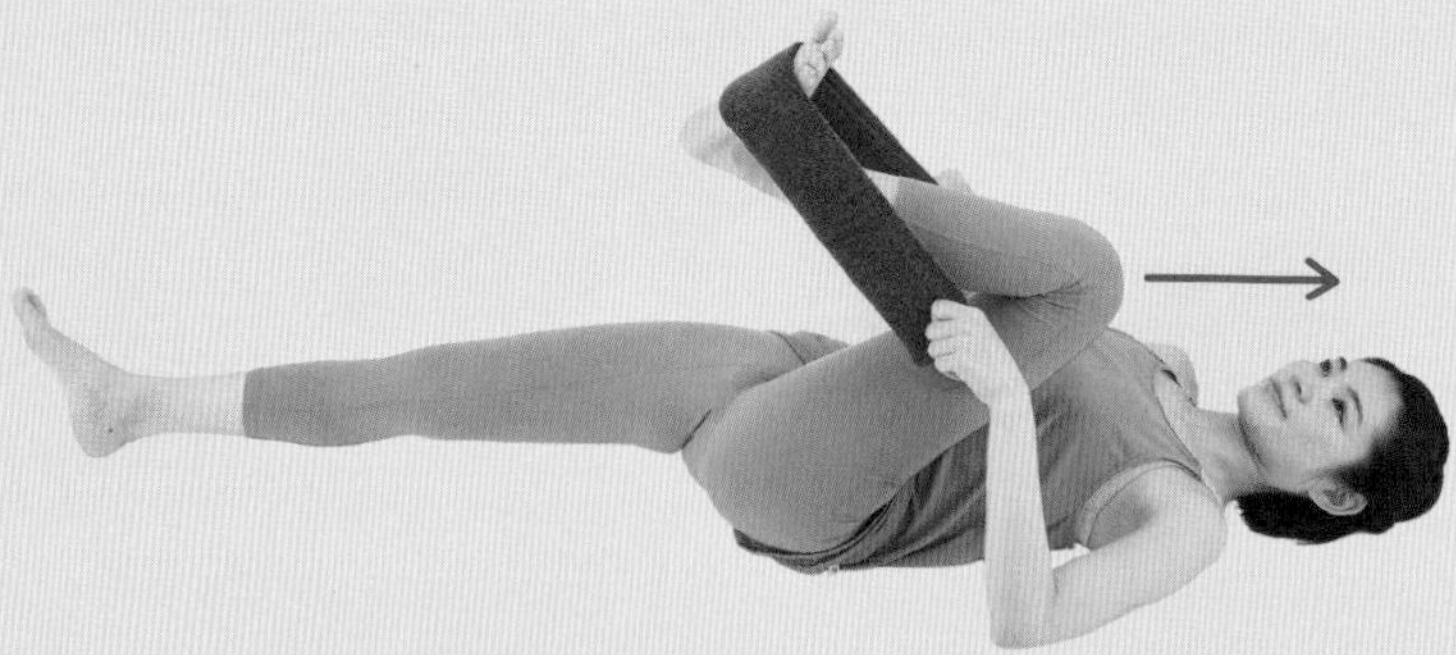

3

▶左足をできるだけ垂直に伸ばし、いちばん伸びたところで10秒静止します。
▶呼吸は自然に。
▶右足も同様に、1～3を行ないます。
▶左右交互に1～3を3回ずつ行ないましょう。

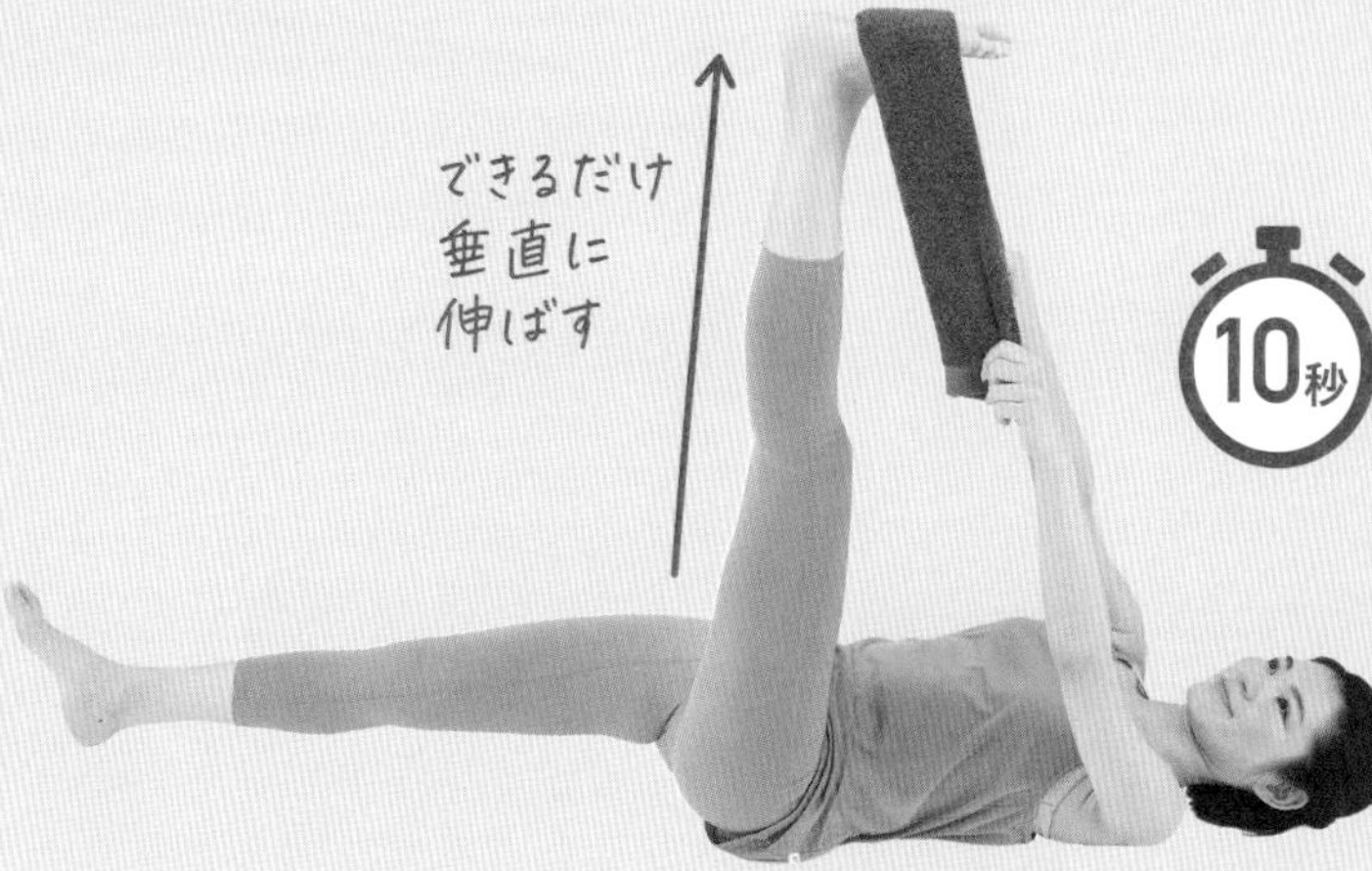

＼これくらいでも大丈夫！／

足を垂直に上げることが難しい場合は、できる範囲で行ないましょう。

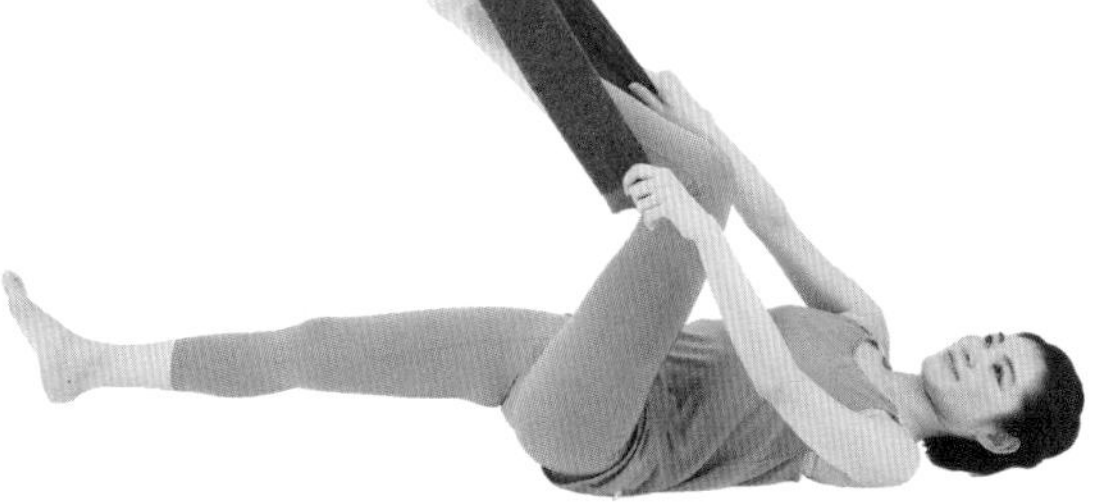

寝たまま背骨ストレッチ⑧

骨盤ひねり

脊柱《せきちゅう》起《き》立筋《りつきん》や広背筋を伸ばすことで、
骨盤まわりの深層筋をゆるめます。

1

▶仰向けに寝て、両手を無理のない範囲で左右に広げます。

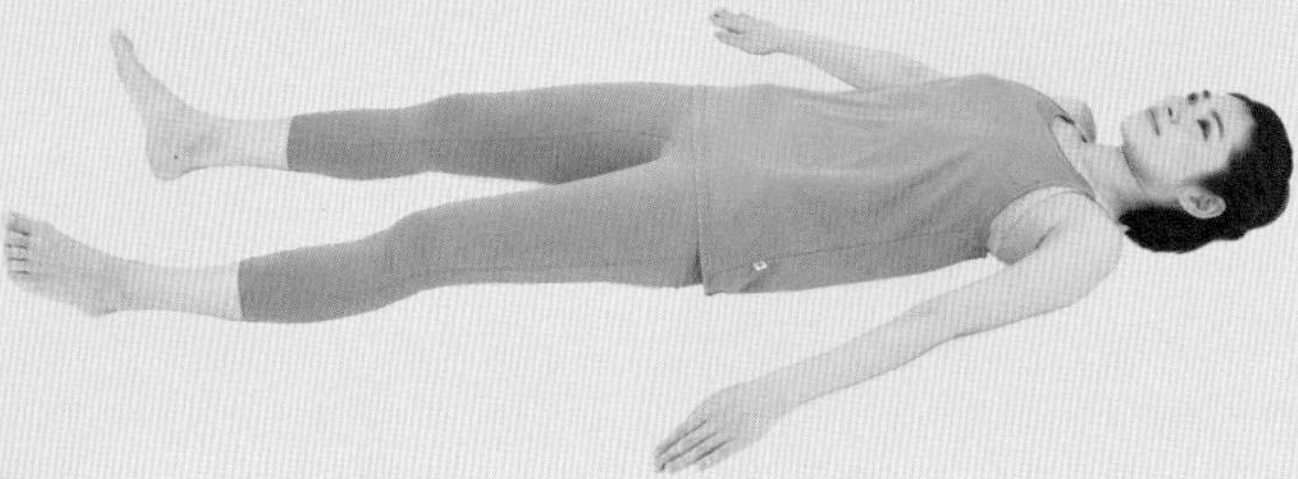

2

▶左足をできるだけ垂直に伸ばします。

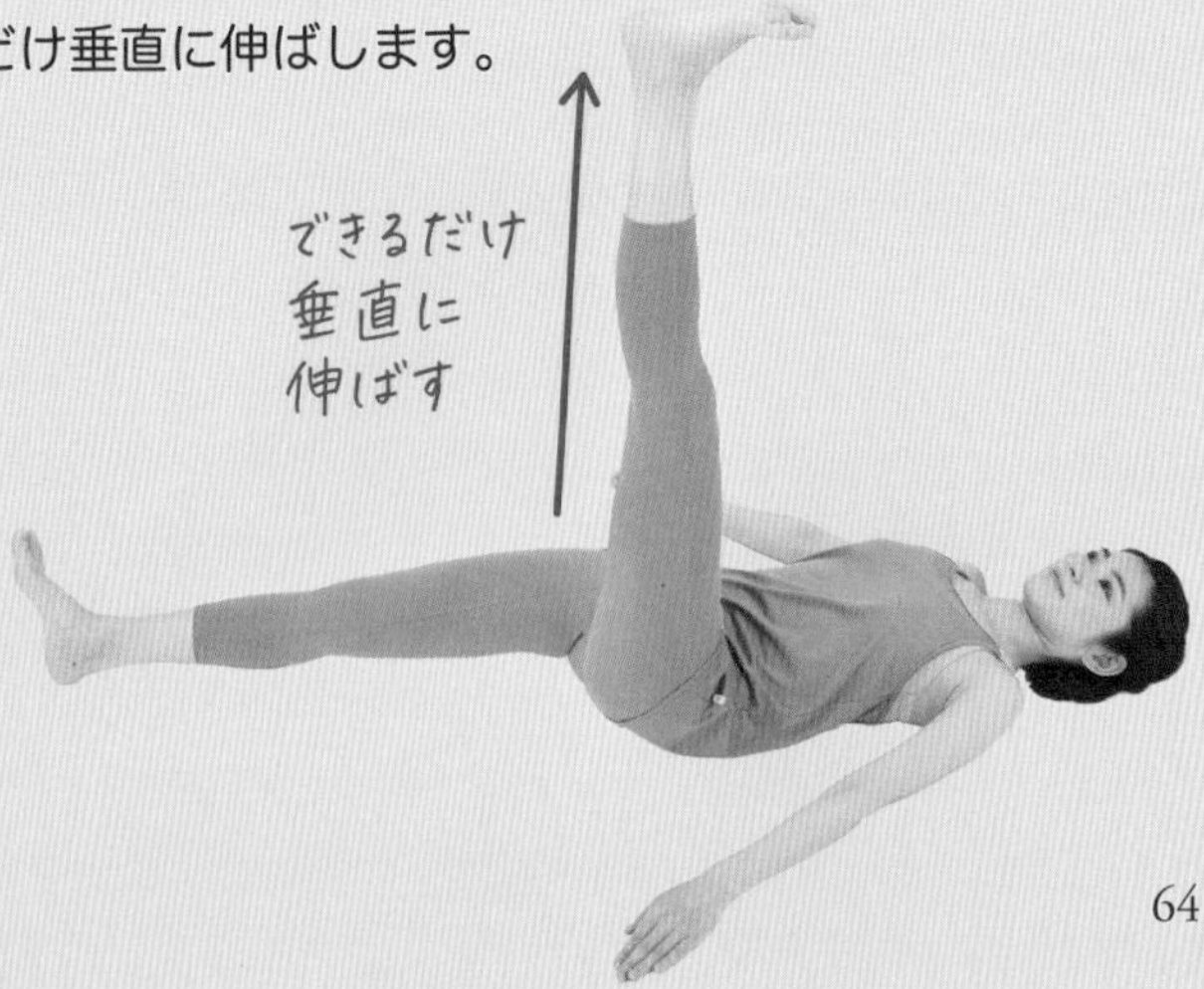

3

▶口からフーッと息を吐きながら、左足を体の右側に倒して足を床につけ、自然な呼吸でそのままの姿勢を10秒維持します（顔は上向きのまま）。
▶右足も同様に、1～3を行ないます。
▶左右交互に1～3を3回ずつ行ないましょう。

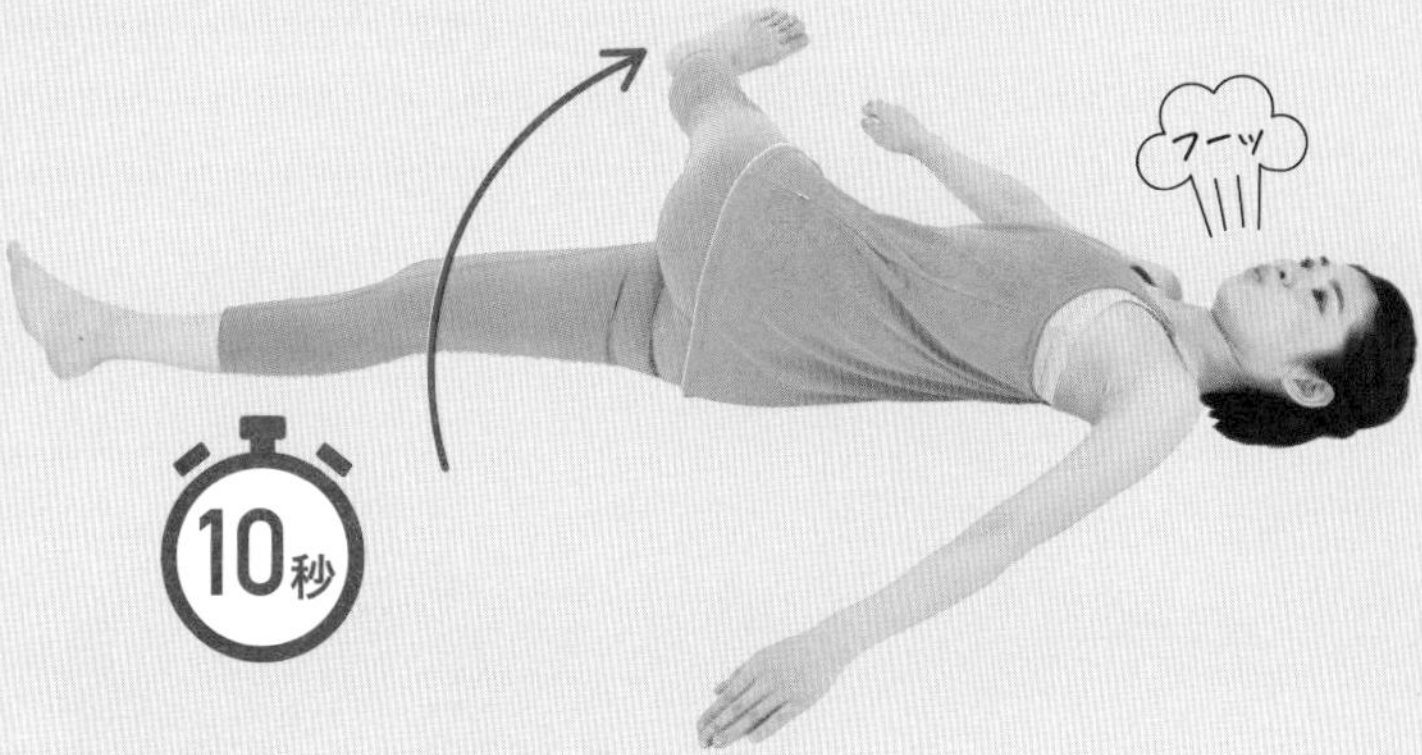

\これくらいでも大丈夫！/

足を垂直に上げることが難しい場合は、できる範囲で行ないましょう。

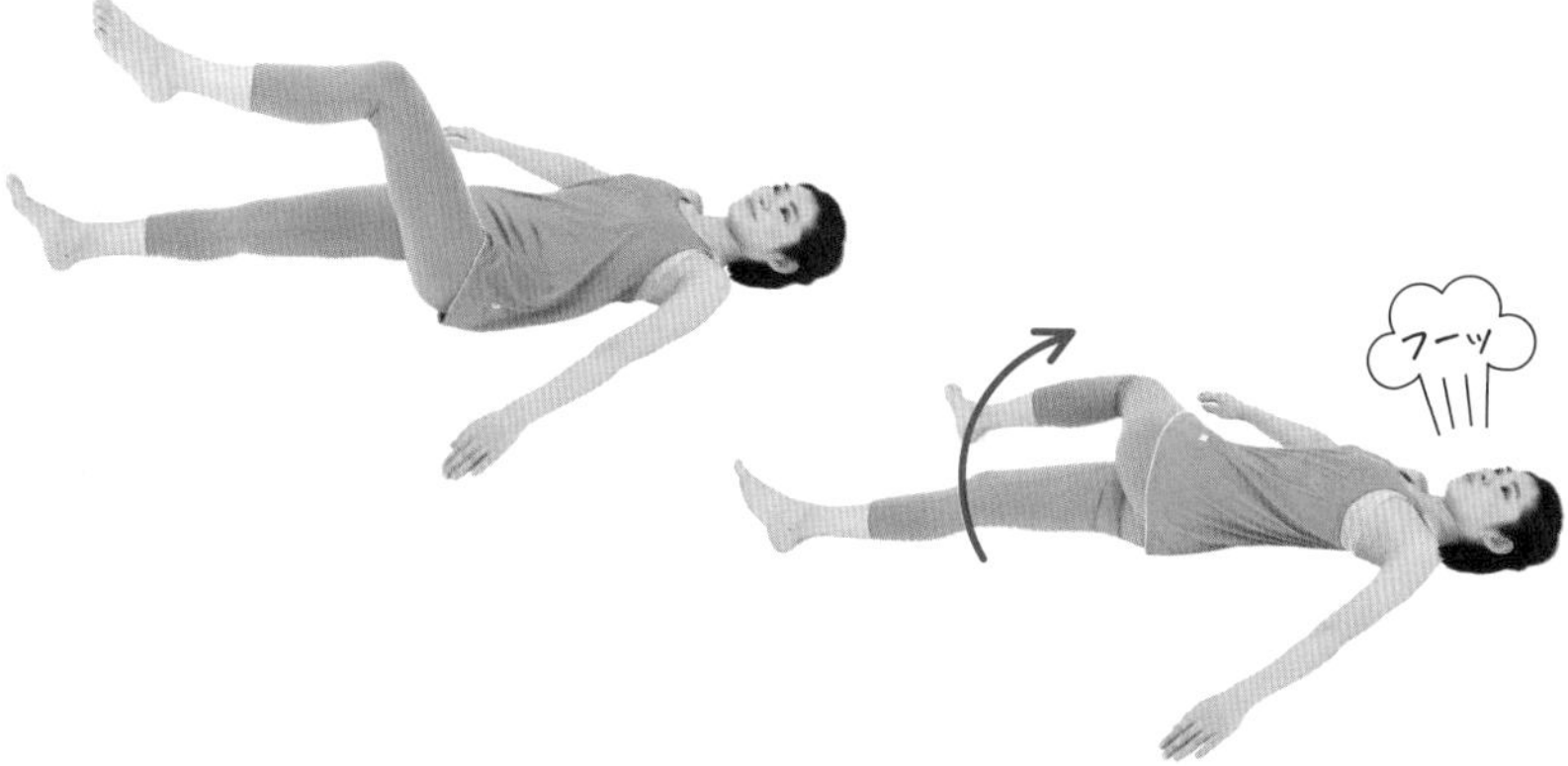

寝たまま背骨ストレッチ⑨

ひざひねり

太ももの筋肉を伸ばすことでも、
骨盤まわりの深層筋はゆるみます。

1

▶仰向けに寝て、左ひざを立て、両手を無理のない範囲で左右に広げます。

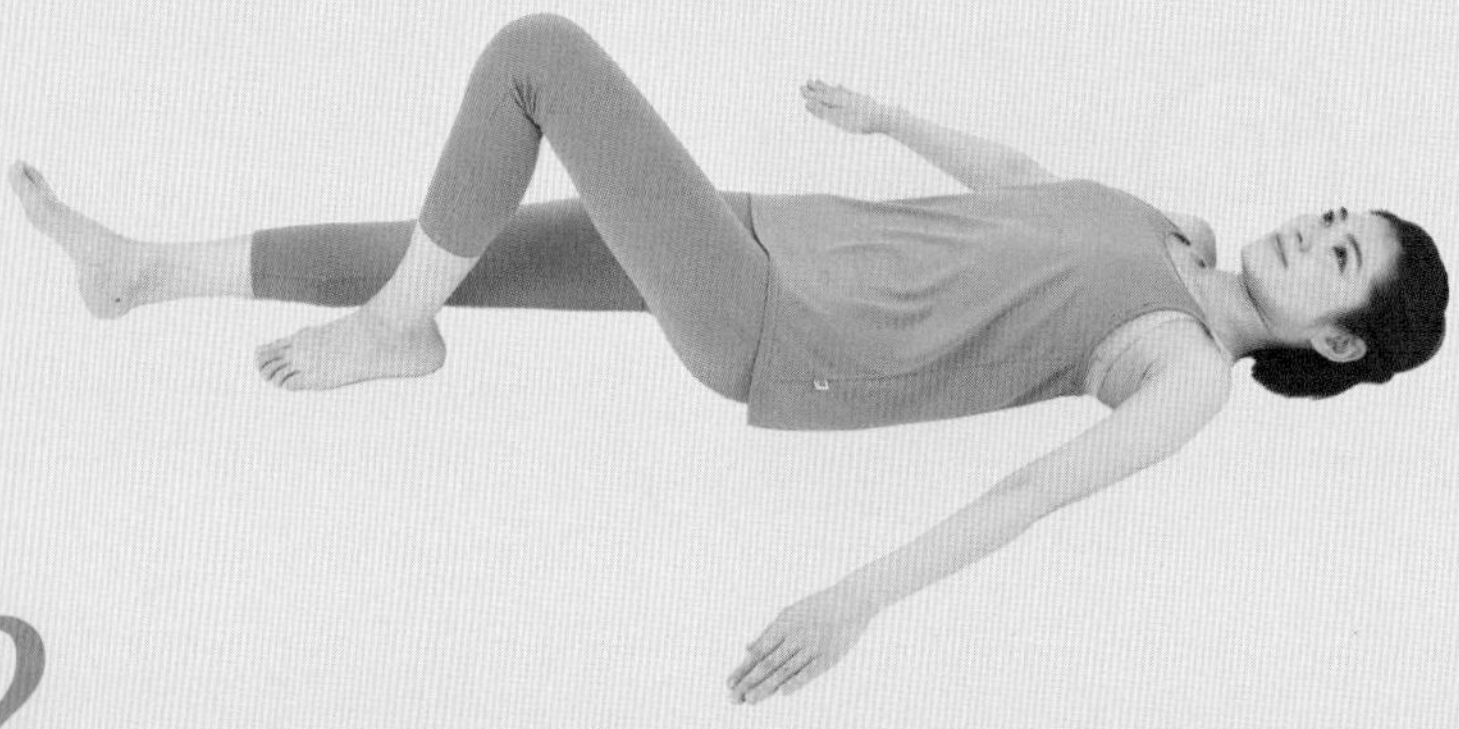

2

▶左ひざが床につくように外側に倒して15秒静止します。

▶呼吸は自然に。

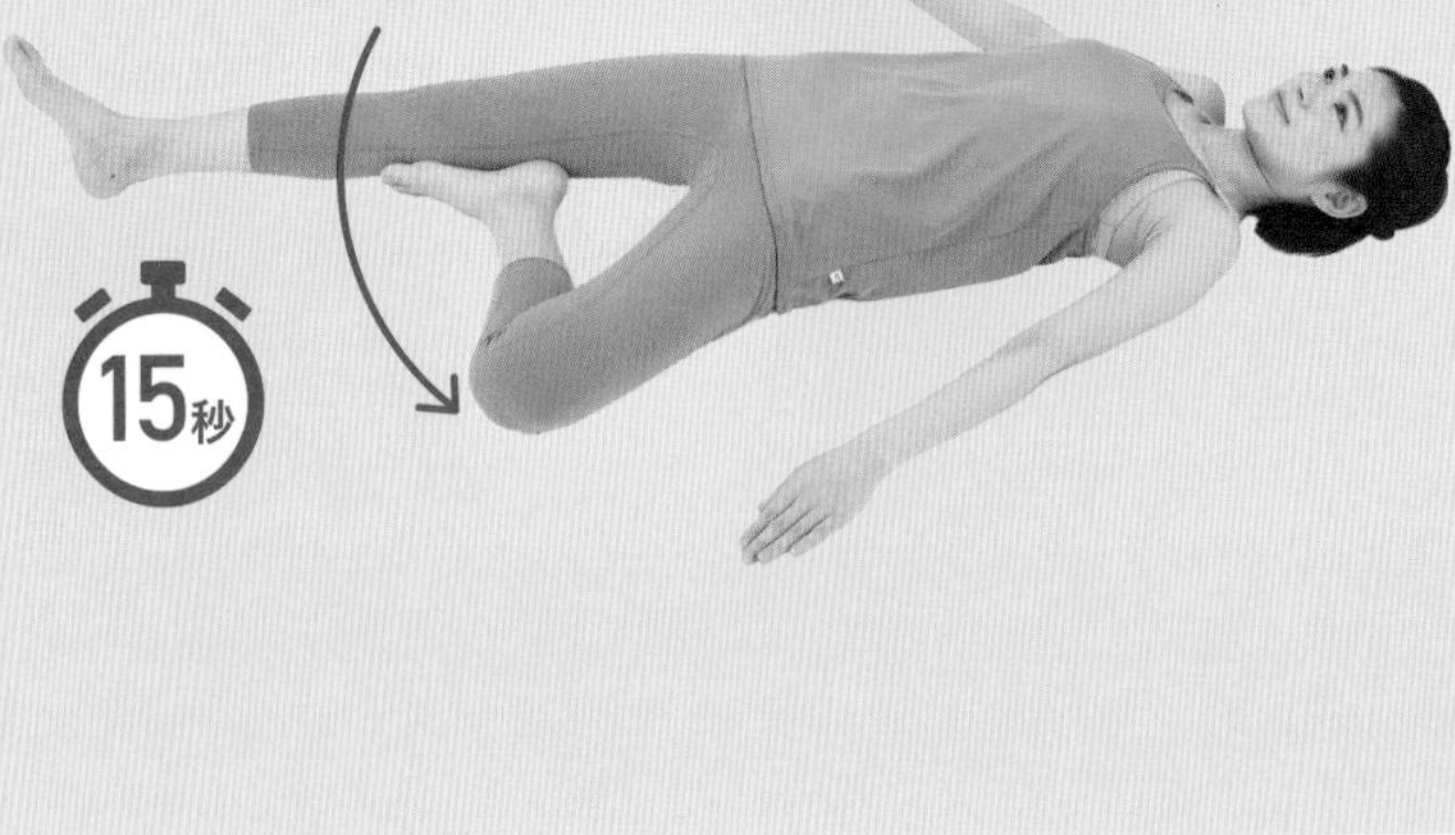

3

▶1の姿勢に戻り、今度は左ひざが床につくように内側に倒して15秒静止します。

▶呼吸は自然に。

▶右足も同様に、1〜3を行ないます。

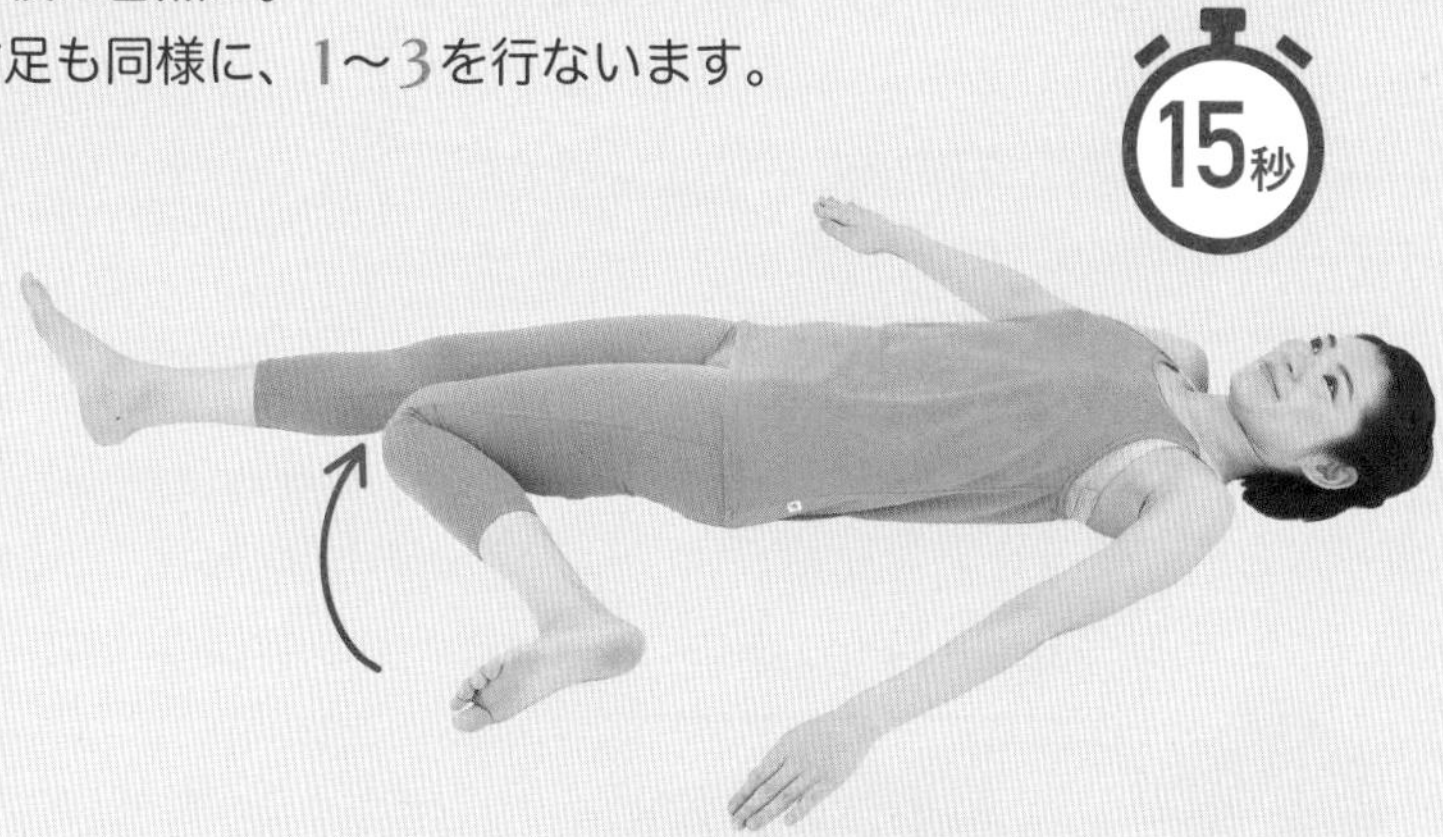
15秒

\これくらいでも大丈夫！/

ひざを床につけることが難しい場合は、できる範囲で行ないましょう。

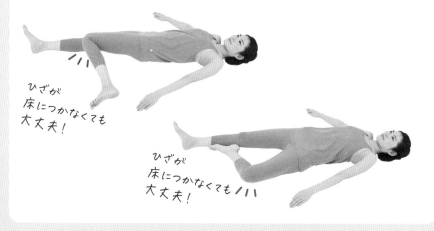

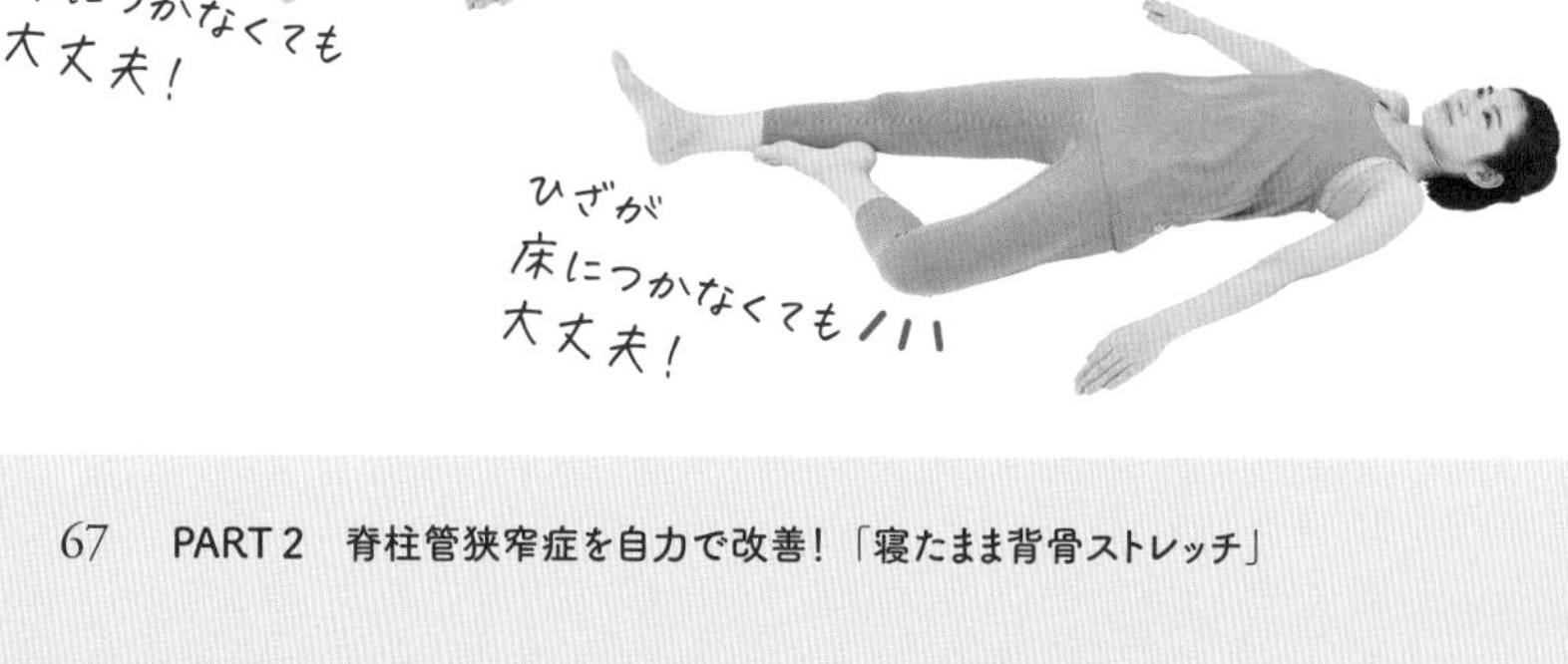
ひざが
床につかなくても
大丈夫！
ひざが
床につかなくても
大丈夫！

もっと！ 背骨ストレッチ①

ネコのポーズ

プラスα《アルファ》で「もっと！背骨ストレッチ」もおすすめ。
背中の筋肉を伸ばして、骨盤の周囲をほぐします。

1

▶両手・両ひざを床について、よつばいの姿勢になります。
▶腕→胴→太もも→床で正方形を描くように意識しましょう。

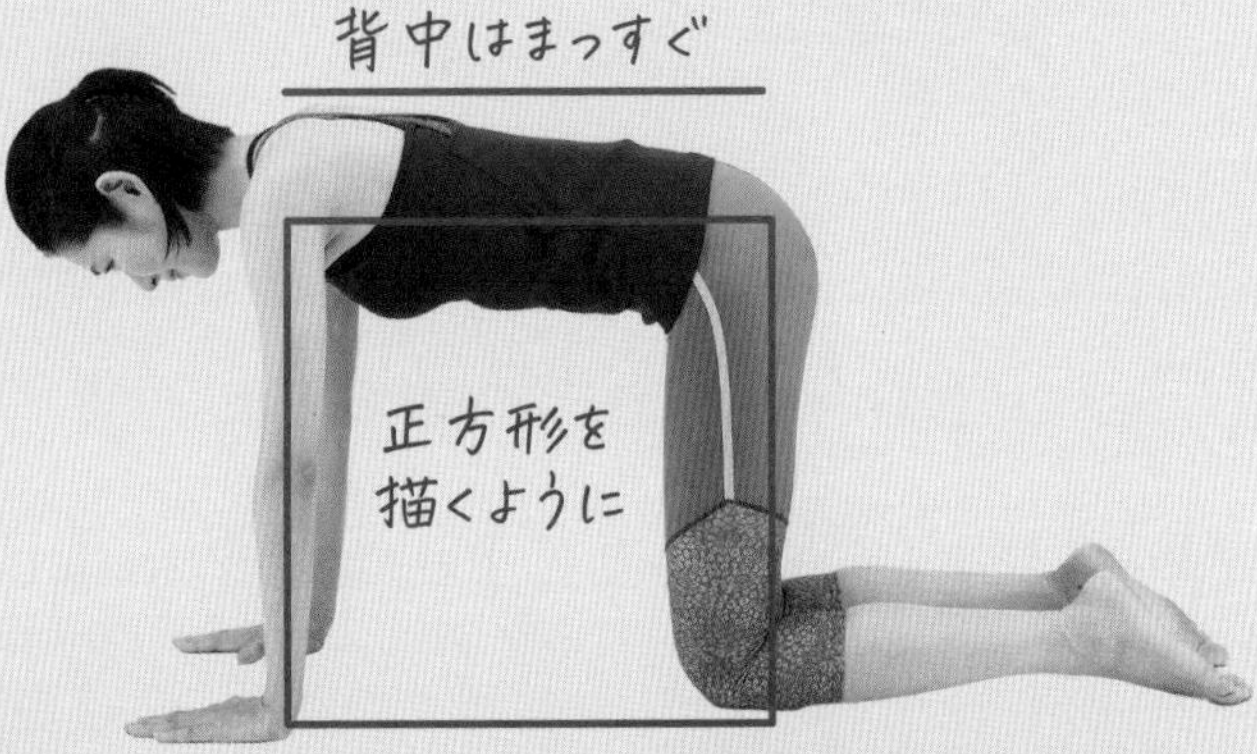

背中はまっすぐ
正方形を描くように

✕ 背中を反らせると痛みが出たり骨盤が前傾したりするので注意。

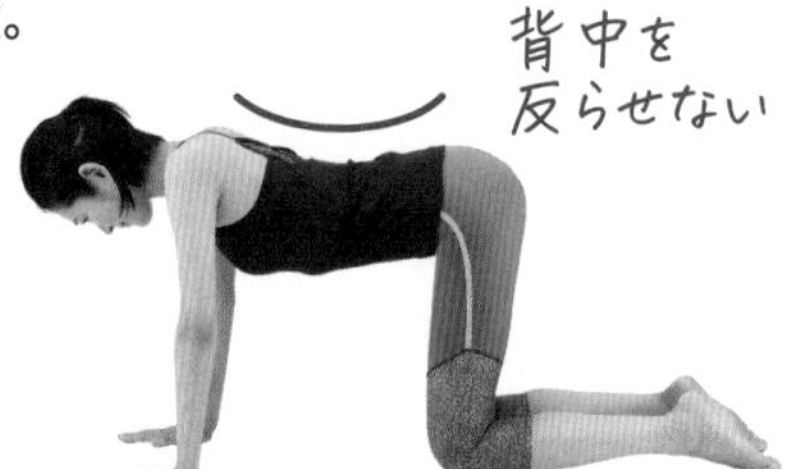

背中を反らせない

2

▶鼻から息を吸い込みながら、背中と腰を引き上げ、背骨全体を丸めます。
▶おへそをのぞき込むように頭を入れます。
▶できる範囲で背中を丸めたら、自然な呼吸のまま10秒静止します。

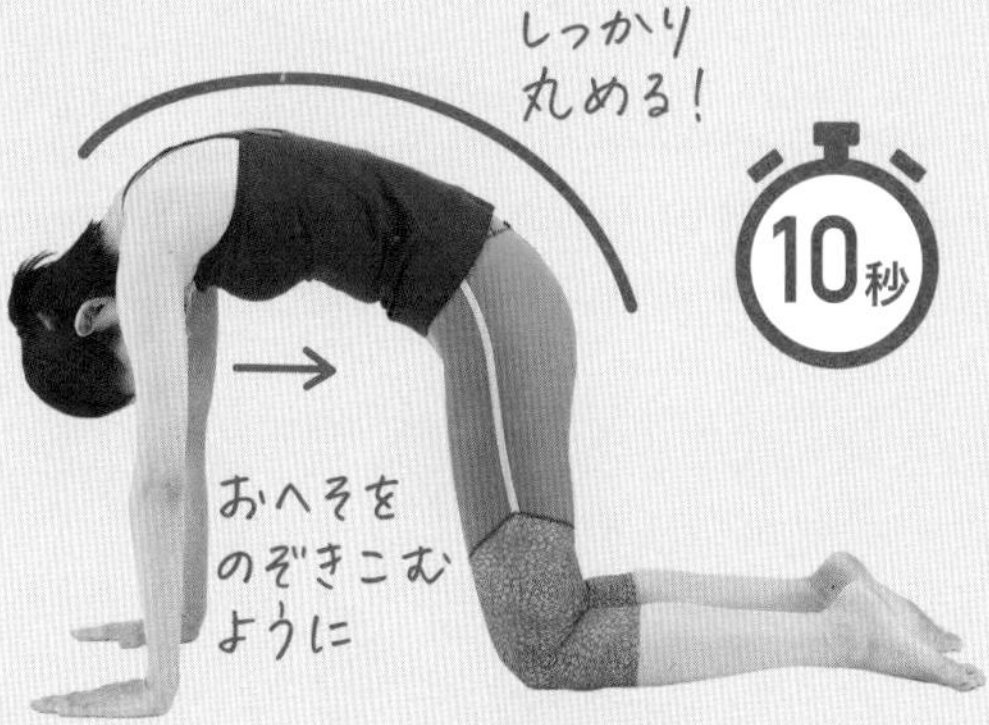
しっかり
丸める！
10秒
おへそを
のぞきこむ
ように

✕ 首だけを丸めるのではなく、背中全体を丸めましょう。

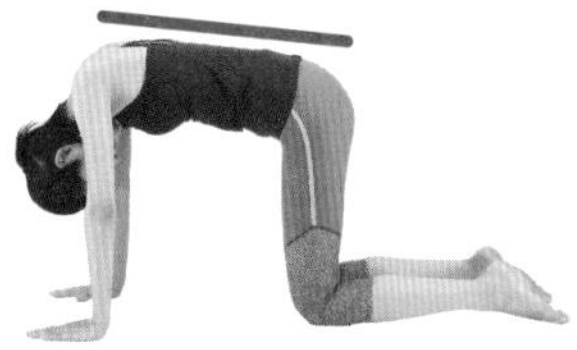

3

▶口からフーッと息を吐きながら、お尻を後ろへ引きながら下ろし、前傾姿勢のまま正座します。
▶手の位置はできるだけ移動させず、お尻を後ろに引いていきます。

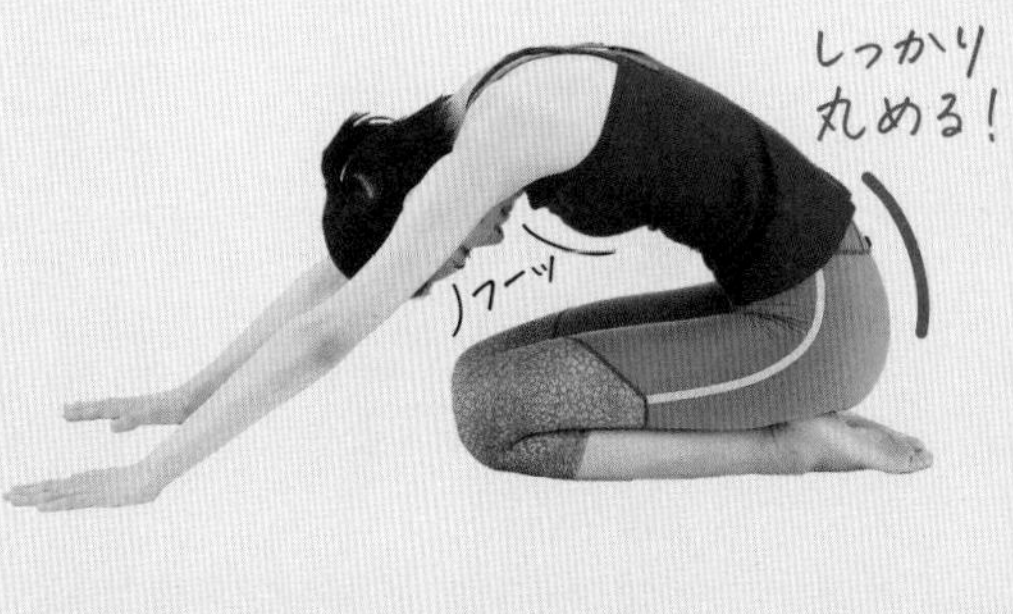
しっかり
丸める！
フーッ

✕ できるだけお尻が浮かないようにしましょう。

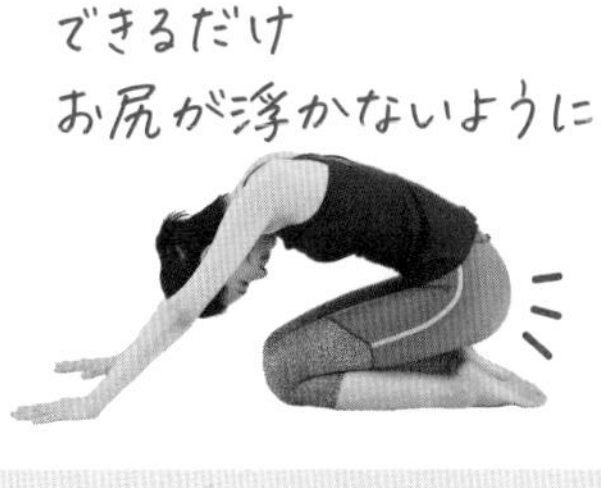
できるだけ
お尻が浮かないように

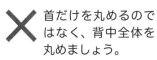

もっと！背骨ストレッチ②

上体たおし

背中を大きく伸ばして、背骨をリセットします。

1

▶イスに座って両足をそろえ、手は太ももの上に置きます。

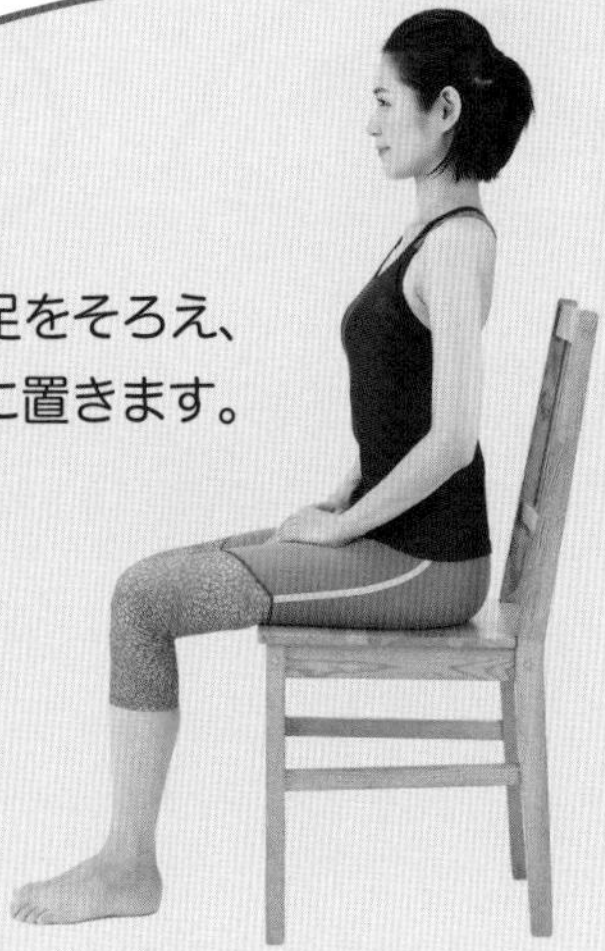

2

▶上体を前に倒して両手で両足首を握り、胸ができるだけ太ももにつくようにします。
▶腰が丸まっていることを意識しましょう。

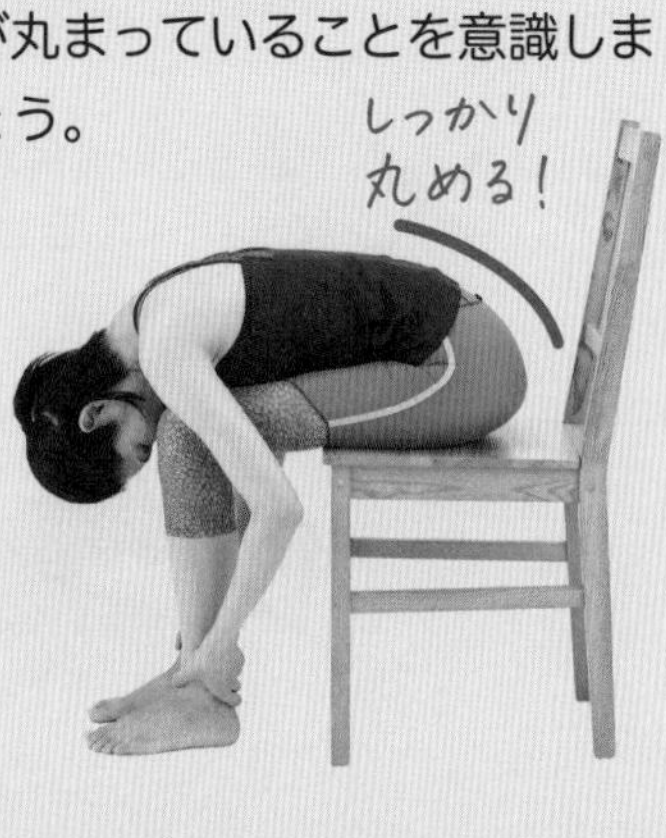

＼これくらいでも大丈夫！／

足首をつかんだり、胸を太ももにつけたりすることが難しい場合は、できる範囲で行ないましょう。

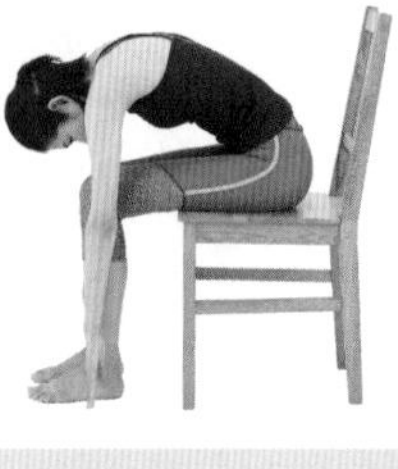

もっと！背骨ストレッチ③

背骨のばし

背骨を伸ばして、椎間板《ついかんばん》への負荷を軽減します。

▶テーブルを背にして立ち、端に両手をつきます。
▶両腕の力で体を支えながら、腰の力を抜いて、
両足を伸ばして、ストーンと体を落とします。
▶背骨が伸びていることを意識しましょう。

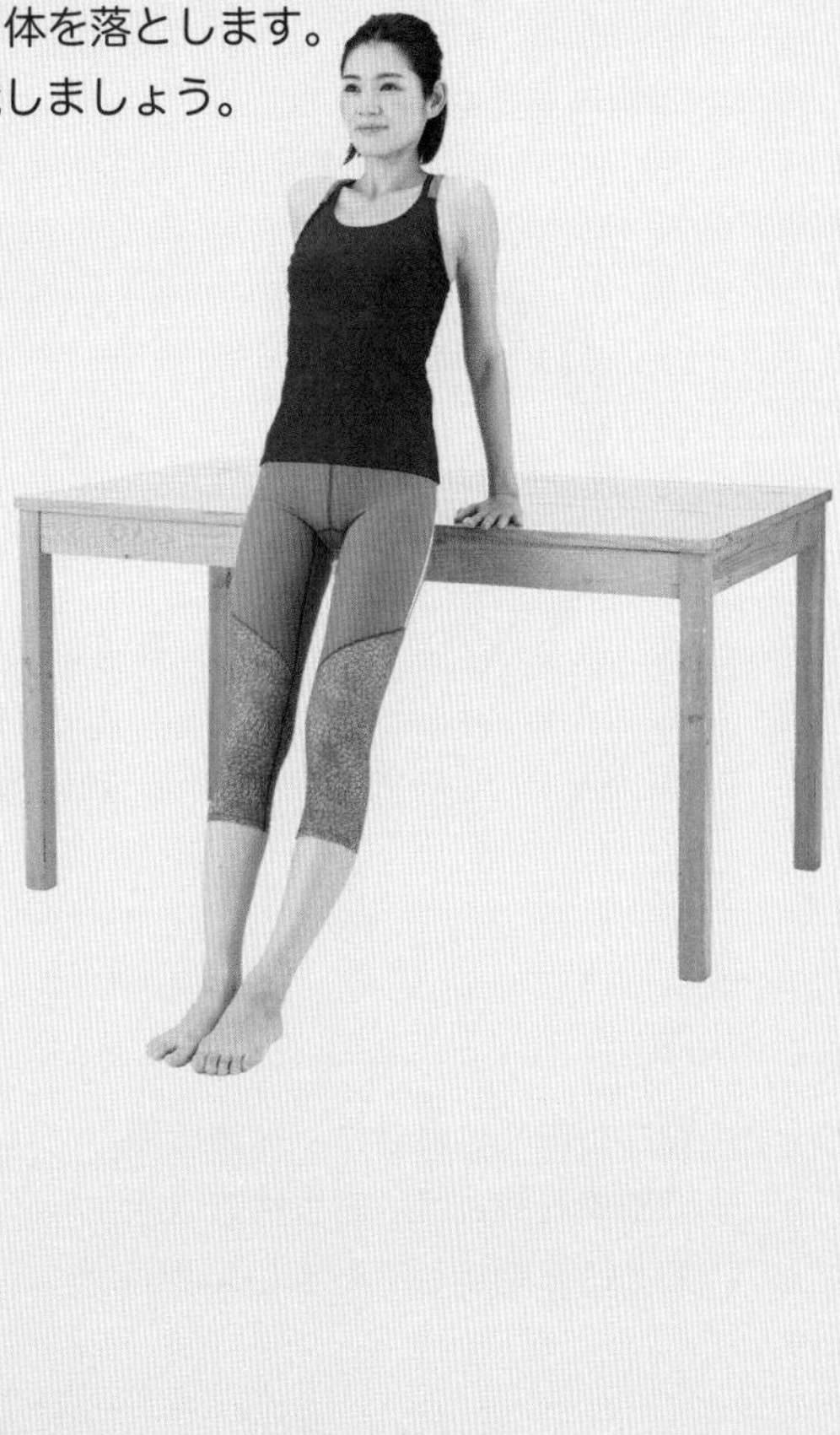

＼これくらいでも大丈夫！／

角度をつけて体を傾斜させることが難しい場合は、できる範囲で行ないましょう。

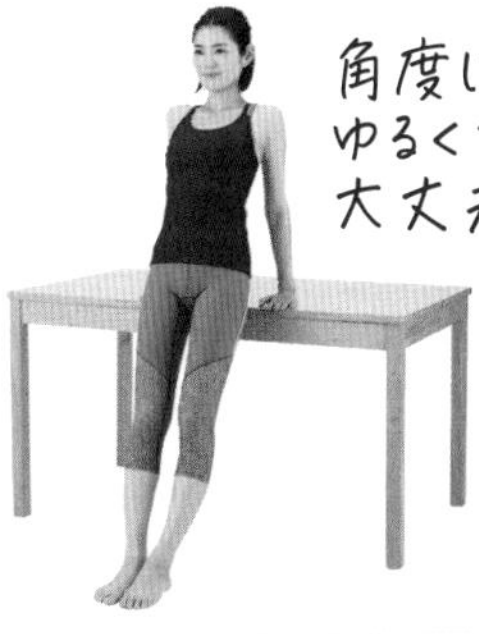

もっと！背骨ストレッチ④

あごほぐし

あごの可動域が狭いと
背中や腰の筋肉もこわばりがちに。

1

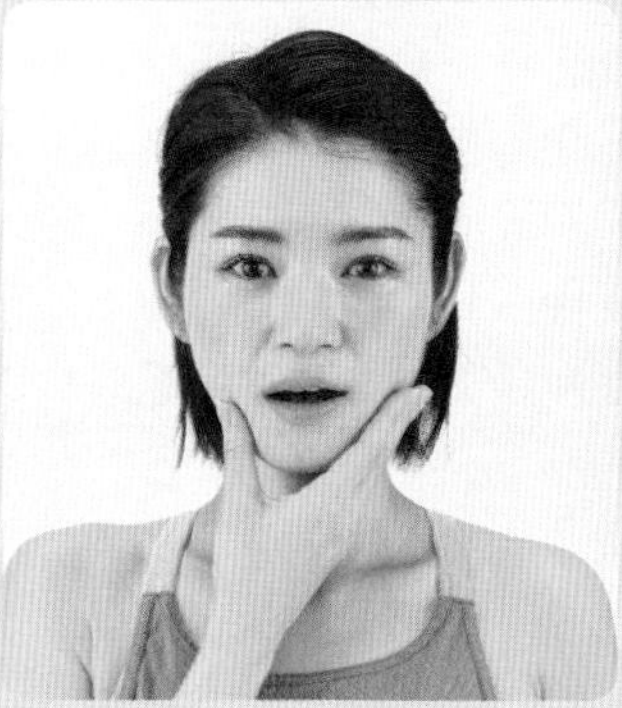

▶口を軽く開き、あごに片手を添えます。

2

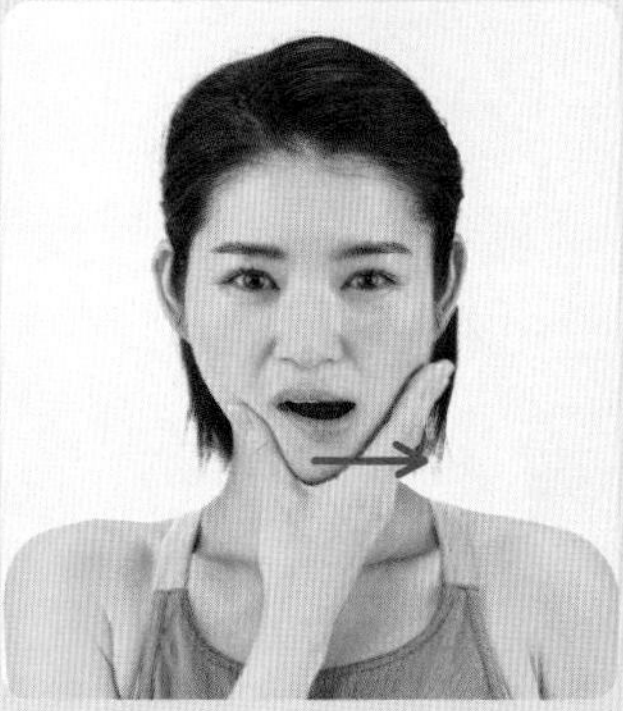

▶手に力を入れ、無理のない範囲であごを左に動かします。
▶同様に右にも動かします。

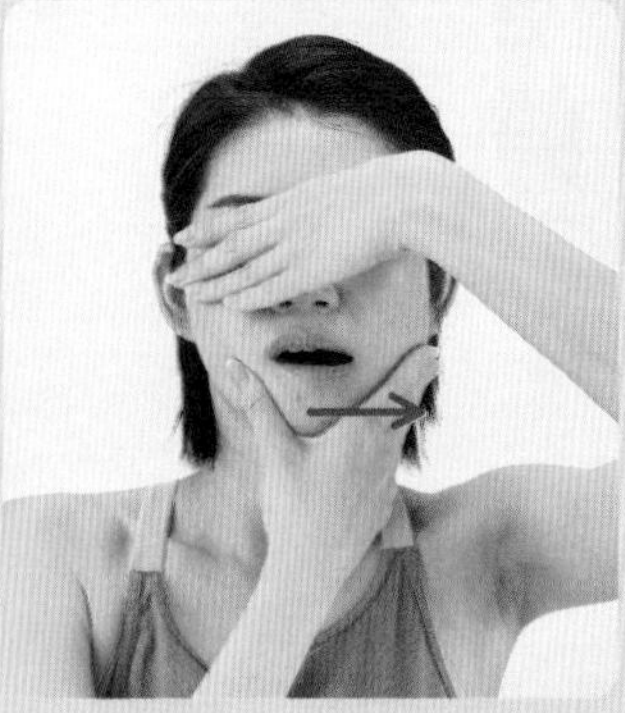

動かしにくいときは、片方の手で頬骨を押さえ、もう片方の手であごを動かしてみましょう。

もっと！背骨ストレッチ⑤

ニュートラルポジション探し（座位）

骨盤をゆっくりと動かして、
自分のニュートラルポジションを探しましょう。

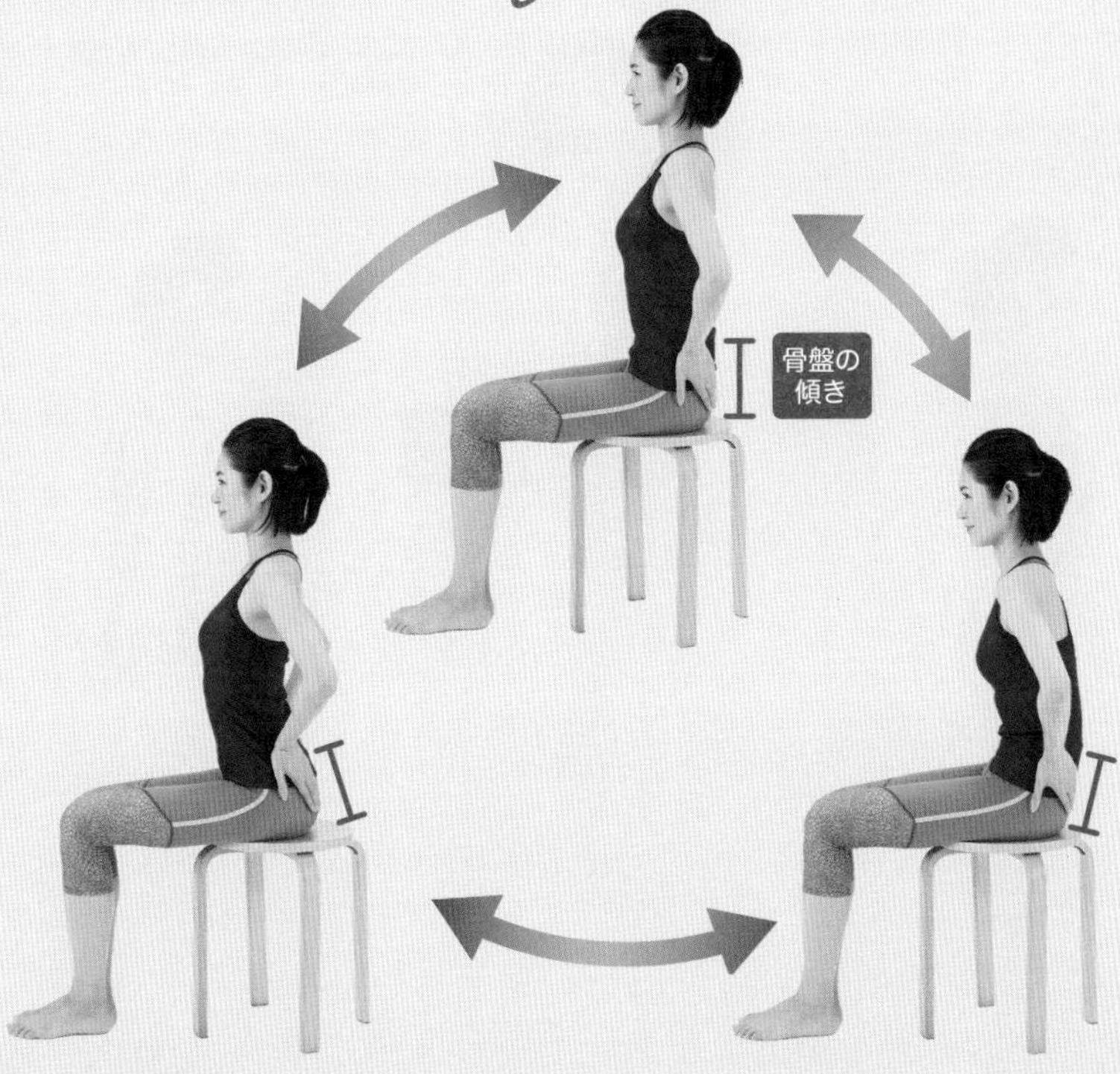

▶イスに座ります。

▶腰骨に手を当て、坐骨《ざこつ》を支点にして骨盤を前後にゆっくりと動かします。

▶痛みがいちばん軽くなる位置（ニュートラルポジション）を見つけたら、その姿勢のまま30秒維持。

もっと！背骨ストレッチ⑥

ニュートラルポジション探し（立位）

立ちながらでも骨盤をゆっくりと動かして、
ニュートラルポジションを探しましょう。

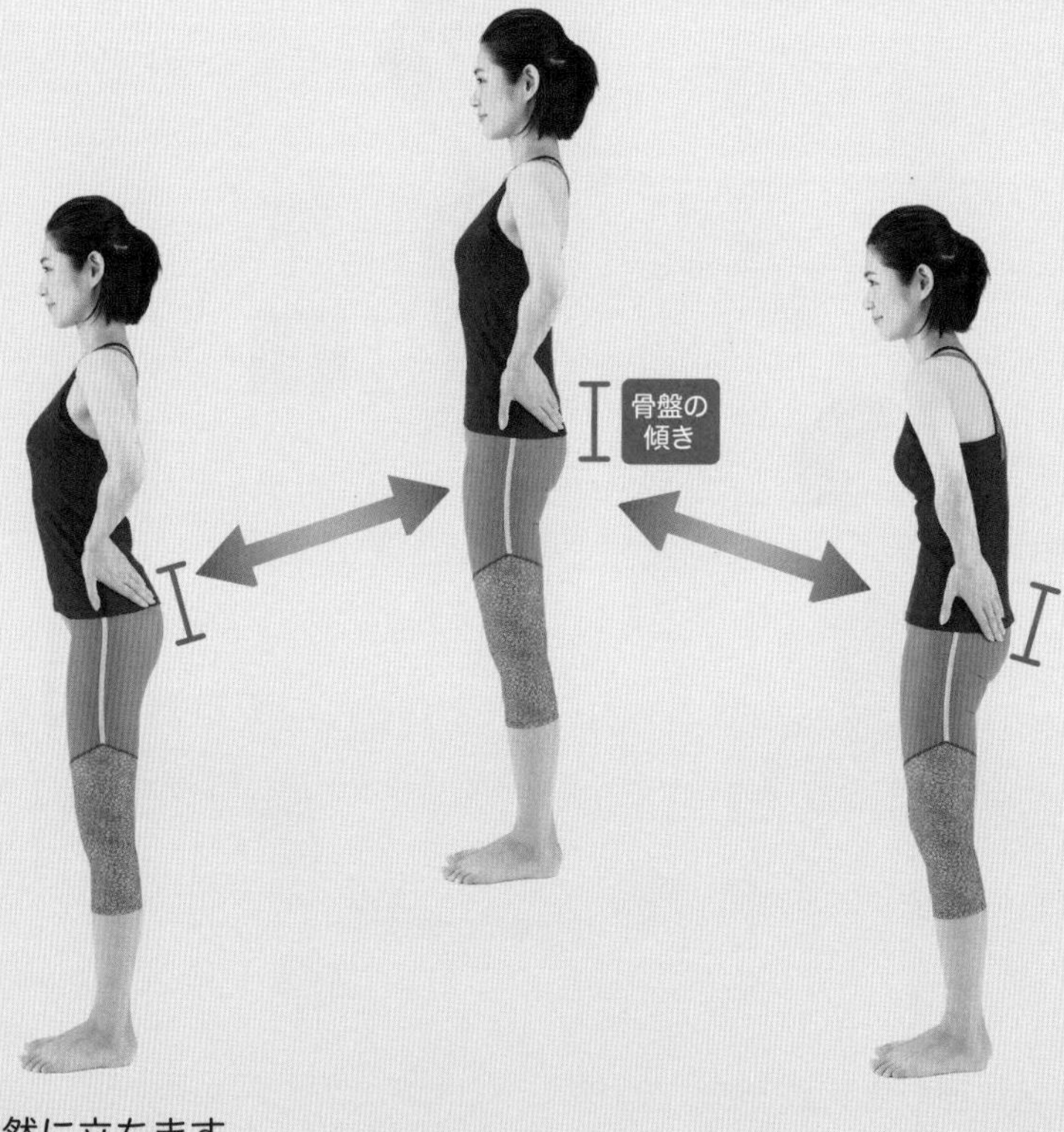

▶自然に立ちます。
▶腰骨に手を当て、坐骨を支点にして骨盤を前後にゆっくりと動かします。
▶痛みがいちばん軽くなる位置（ニュートラルポジション）を見つけたら、その姿勢のまま30秒維持。

もっと！背骨ストレッチ⑦

ひと休みポーズ

外出時、急に腰が痛くなってきた！
そんなときの緊急避難の姿勢です。

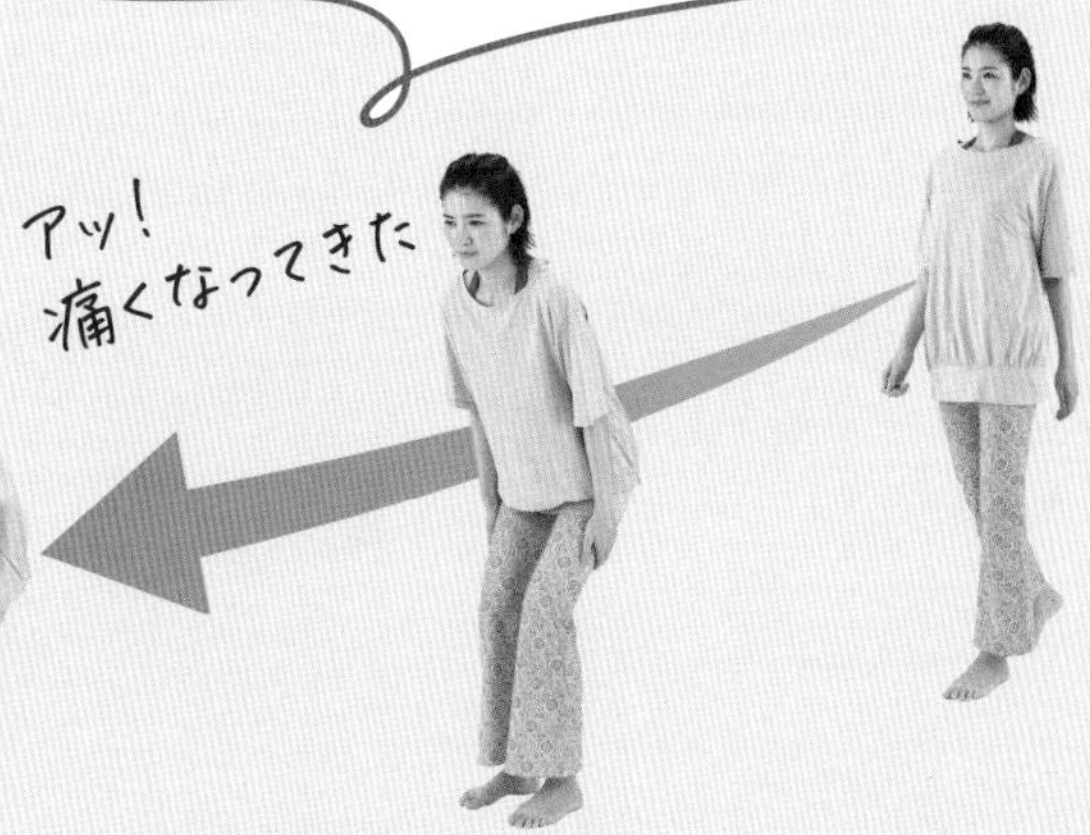

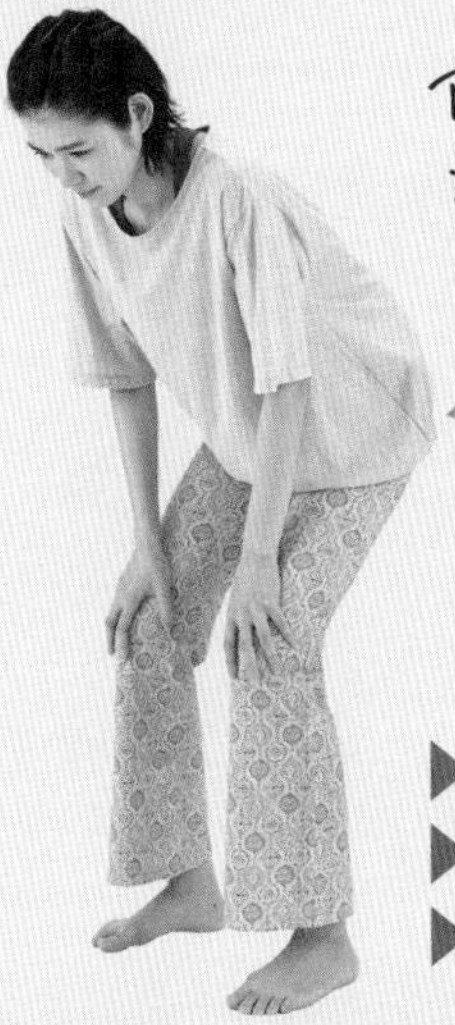

- 両手をひざに置き、上体をしっかりと支えます。
- 足は肩幅程度に開きます。
- 背中、腰を丸めて痛みが去るのを待ち、ゆっくり体勢を戻しながら、ニュートラルポジションを探しましょう。

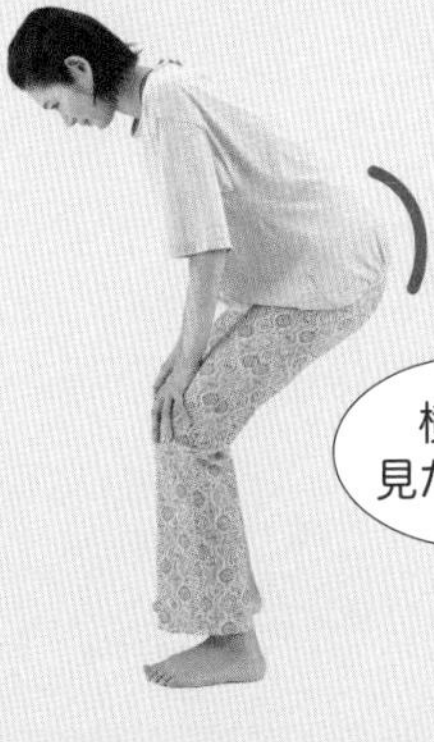

横から見たところ

人目が気になるようなら…

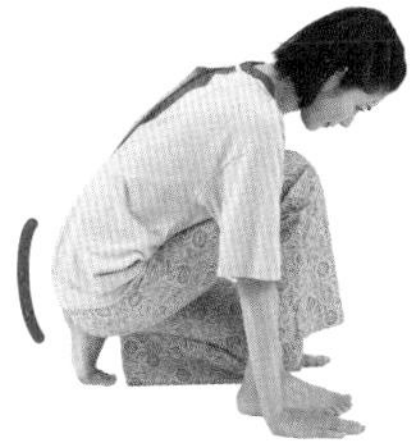

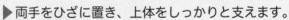

しゃがんで休憩

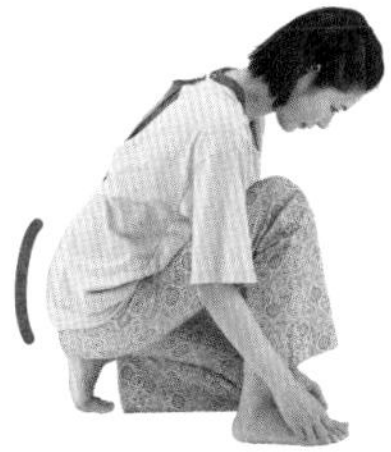

靴ひもを結ぶフリをしても大丈夫

もっと！背骨ストレッチ⑧

負担をかけない起き上がり方

背中や腰をさらに痛めないためにも、
起き上がり方のコツを覚えておきましょう。

1

▶仰向けのまま上体を起こそうとせず、横向きになります。
▶向きは左右どちらでも、起きやすいほうで大丈夫です。

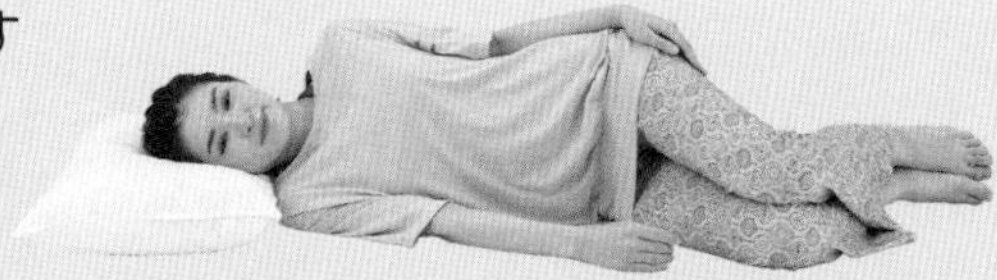

2

▶腰をくびれさせず、肩・胸・腰をひとつながりにするイメージで、腕の力で上半身を起こします。

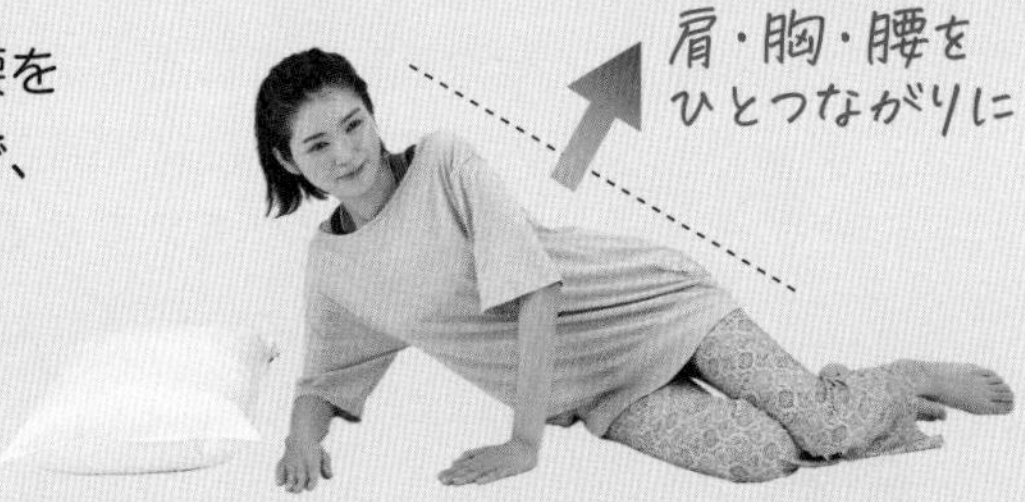
肩・胸・腰を
ひとつながりに

✕ 体側を湾曲させると、腰への負担が大きくなります！

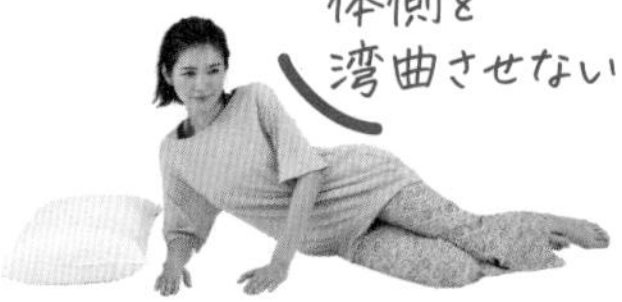
体側を
湾曲させない

3

▶2の姿勢を維持したまま、腕の力で上半身をさらに起こしていきます。

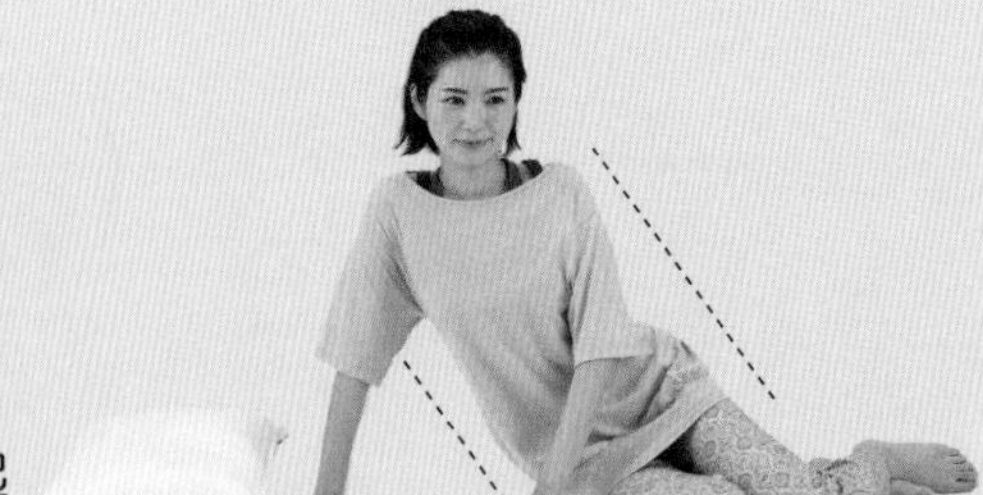

PART 3

脊柱管狭窄症を自力で改善！
「毎日のちょっとした習慣術」

「寝たまま背骨ストレッチ」とあわせて生活習慣の見直しも

脊柱管狭窄症は生活習慣病のひとつです

脊柱管《せきちゅうかん》に狭窄《きょうさく》が起こっていても、痛みやしびれなどの症状が出ない人がいることを、PART1でお話ししました。そして、症状の出ない人の特徴として、「筋肉がやわらかい」ことも説明しました。そこでPART2では、筋肉をほぐして症状を予防・改善する「寝たまま背骨ストレッチ」を紹介しました。

実は、筋肉をやわらかく保つには、もうひとつ大切な要素があります。それは「生活習慣」です。

「脊柱管狭窄症」は、長年の好ましくない生活習慣が積み重なって起こる生活習慣病だと、私は思っています。

ですから、「寝たまま背骨ストレッチ」とあわせて、生活習慣を見直すことが、脊柱管狭窄症の症状を予防・改善する上で、大きなポイントとなります。

こんな生活していませんか？

☑1日中、背中を丸めてデスクワークや作業をしている。
☑ヒマさえあればスマートフォンやタブレットを見ている。
☑家ではやわらかいソファーで多くの時間を過ごしている。
☑靴底の外側の減りが、内側よりも激しい。
☑足腰の痛みやしびれで、家に閉じこもりがち。
☑50歳を過ぎてからも、ゴルフやテニスを頻繁に楽しんでいる。
☑肉類や揚げものを満腹まで食べてしまう。
☑塩辛い食べものが好き。
☑水を1日2リットル以上飲んでいる。

右に掲げたような生活習慣はすべて、筋肉を硬くしたり、痛みやしびれを増大させたりする危険因子と考えられます。

どうしてこうした生活習慣がダメなのか？――「姿勢」から見ていきましょう。

姿勢①

姿勢の悪い人は痛みやしびれが出やすい

姿勢の悪さは筋肉を硬くして骨格のゆがみにつながります

「脊柱管狭窄症」の痛みやしびれを訴えて、私の鍼灸治療院を訪れる人に共通しているのは、「姿勢」が悪いことです。

デスクワークなどで1日中パソコンと向き合って仕事をしている人、作業や内職などでずっと同じ姿勢で座っている人などは、たいてい背中が丸くなって、顔が肩より前に出た状態になっています。いわゆる「猫背」の状態です。

このような姿勢を毎日続けていると、上半身の筋肉がことごとく硬くなって、背骨を不自然な方向に引っ張り、体にゆがみが生じて、脊柱管狭窄症を引き起こす大きな要因となります。

座っているときにいつも足を組んでいたり、歩いているときに足を上にあげずに引きずるようにしていたりすることも、筋肉の硬化や骨格のゆがみにつながります。

スマートフォンの使いすぎも骨格をゆがめてしまいます

近年特に問題視されているのが、スマートフォンを使っているときの姿勢です。

スマートフォンを操作しているとき、たいていの人は顔を下に向けて、背中が丸まった姿勢をしています。これは背骨だけでなく、首にも大きな負荷をかけて、「スマホ首」と呼ばれる状態を引き起こします。

スマホ首とは、本来の頸椎《けいつい》（首の骨）の湾曲が失われて、頸椎がまっすぐになってしまう症状のことです。「ストレートネック」とも呼ばれます。

頸椎は、背骨のいちばん上の部分ですから、ここがゆがむと、背骨のS字のカーブが崩れて、脊柱管狭窄症の引き金になります。若いときは無症状でも、年齢を重ねるごとに症状が出てくる可能性もあります。

いずれにしても、日常的な体のクセが長年積み重なると、筋肉が硬くなり、骨格のゆがみにつながります。

正しい姿勢を身につけることが、脊柱管狭窄症の最大の予防策であり、症状を改善する対策にもなります。

姿勢② 正しい「立ち姿勢」と「ニュートラルポジション」

背骨が自然なS字カーブを描いている状態が理想です

正しい「立ち姿勢」というのは、横から見たときに、頭がきちんと首の上に乗り、背中が自然なS字カーブを描いている状態を指します。

前をまっすぐ見てあごを引き、背すじを伸ばして骨盤を立てるイメージで立ちます。すると、腰椎《ようつい》や骨盤の負担は軽くなって腰の痛みはやわらぎ、背骨の周囲の筋肉にも余計な負荷がかからないため、筋肉がやわらかい状態に保たれます。

とはいえ、理想的な「正しい姿勢」を取ろうとすると、腰や背中にどうしても痛みやしびれが生じてしまう現実もあるでしょう。そんなときはまず、痛みやしびれがいちばんラクな「ニュートラルポジション」を探して症状を落ち着かせるとともに（73・74ページ参照）、可能な範囲で「正しい姿勢」を意識するだけでも、症状の予防・改善につなげていくことができると思います。

「正しい姿勢」が理想です

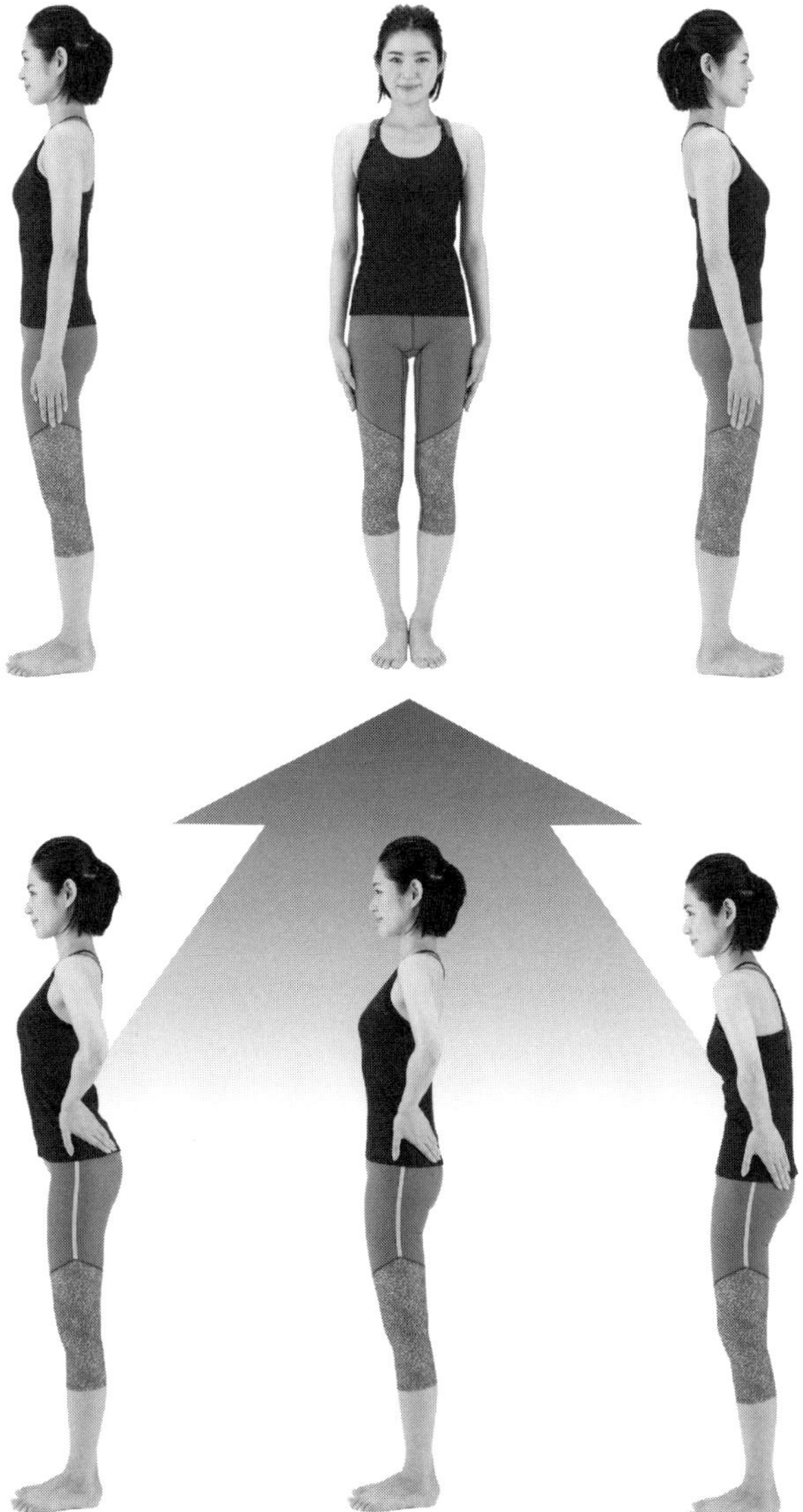

姿勢③「肛門締め」で脳も活性化

立ち姿勢をよくすることで電車のゆれにも対応できます

立ち姿勢が背骨や筋肉に及ぼす影響を考えると、日常的な立ち姿はとても大切になってきます。

たとえば、電車移動などで長時間立つことが多いような人は、足裏の内側に重心をかけて立っているか、外側にかけて立っているかによって、将来的に「脊柱管狭窄症」になるリスクが違ってくると考えられます。

重心を足裏の外側にかけている人は、脊柱管狭窄症の発症にかかわらず、50歳を過ぎた頃から腰やひざなど、体のあちこちに痛みが生じてくる可能性が高くなります。

逆に、足裏の土踏まずのほうに重心をかけることが習慣化できていると、脊柱管が狭窄しても、痛みやしびれが出る可能性は低くなります。また、足の内側に重心をかけることにより、電車がゆれても体が安定し、転倒などのリスクも軽減できます。

1日1回の「肛門締め」で認知症リスクが低減?!

私は、電車に乗っているとき、いつも足裏の内側に重心をかけているのはもちろんのこと、肛門をキュッと締め、そのまま30くらい数えるようにしています。

肛門をキュッと締めると、骨盤のゆがみを整えることにつながるほか、脊柱管狭窄症による排便障害の予防にもなると考えられます。

さらに、この「肛門締め」は、脳にもよい影響を与えます。肛門がゆるんでくると、認知症を発症しやすいと言われているからです。

ですから、肛門締めを毎日30秒程度行なっていると、脳の働きを高める効果が期待できるとともに、認知症対策にもなると期待しています。

肛門締めは、誰にも気づかれないでできますし、電車に乗っている移動時間などを有益に過ごす上でもおすすめです。電車にゆられているときに、1日1回でも行なっていると、将来の健康寿命に大きな差が出てくると思っています。

私は、電車に乗ったら条件反射的に肛門締めを行なうことが、すっかり習慣化しています。

姿勢④

座り方にも注意

やわらかいソファーは脊柱管狭窄症の大敵です

外出先では立ち姿勢に気をつけている人でも、自宅でくつろいで座っているときは、姿勢が崩れている場合がよくあります。

たとえば、腰が深く沈むようなやわらかいソファーに座り、足を前にだらんと伸ばした状態で、テレビを見たりスマートフォンを操作したりしていませんか？

こうした姿勢は、自分ではとてもリラックスしているように思えても、背骨や腰に大きな負担がかかり、周囲の筋肉は緊張を強いられています。腰が深く沈むやわらかいソファーに座ると、背中が丸まってしまうからです。

背中を丸めた姿勢を続けていると、腸腰筋《ちょうようきん》が縮んで硬くなり、骨盤が後傾します。そうなると、背骨や腰回りの筋肉に余計な負荷がかかり、「脊柱管狭窄症」や「椎間板《ついかんばん》ヘルニア」などの腰痛を引き起こす可能性が大きくなります。

こまめに立ち上がって筋肉をほぐすようにしましょう

イスに座ったときに足を組むのも、背骨や骨盤のゆがみにつながります。足を組むのがクセになっていてやめられない人は、せめて定期的に、左右の足を組み替えましょう。特に女性の中には、見た目の美しさから、足を斜めに揃えてイスに座ることも多いようですが、この姿勢も腰に負担をかけるので、できるだけ避けたいものです。

イスに座るときは、両足をイスの下に入れるようにすると、背すじが自然に伸びて、骨盤が立ちます。

イスの背もたれと背中の間に、クッションを入れるのもよい方法です。

ただし、正しい姿勢で座っていても、イスに座っていること自体が、実は腰にとっては大きな負担です。イスに座っているときは、腰椎や骨盤に上半身の重さが集中するからです。

また、イスに長く座り続けていると、血流やリンパ液の流れが滞《とどこお》って、筋肉も硬くなりがちです。少なくとも1時間に1回は立ち上がって、深呼吸をしたり、上半身・下半身を左右にねじったりして、硬くなった筋肉や関節をほぐすようにしましょう。

姿勢⑤

歩くときは「胸で空気を押す」

日本人は「ねじれた歩き方」をしている人が目立ちます

普段、自分がどのような姿勢で歩いているのかを知る機会は、あまりないと思います。そこで一度、歩いている姿をスマートフォンなどで動画撮影してみることをおすすめします。動く映像で自分が歩いている姿を見ると、予想とはかけ離れた姿に驚く人が少なくないはずです。

日本人の多くは、足を前に踏み出したとき、足裏の外側から地面に着地する傾向があります。靴の底を見て、外側だけが特にすり減っているような人は、まさにこの歩き方をしています。

このような「ねじれた歩き方」をしていると、体勢のバランスを保つために、あちこちの筋肉に負担がかかります。その結果、「脊柱管狭窄症」の痛みやしびれも誘発されやすくなります。

理想的な歩き方

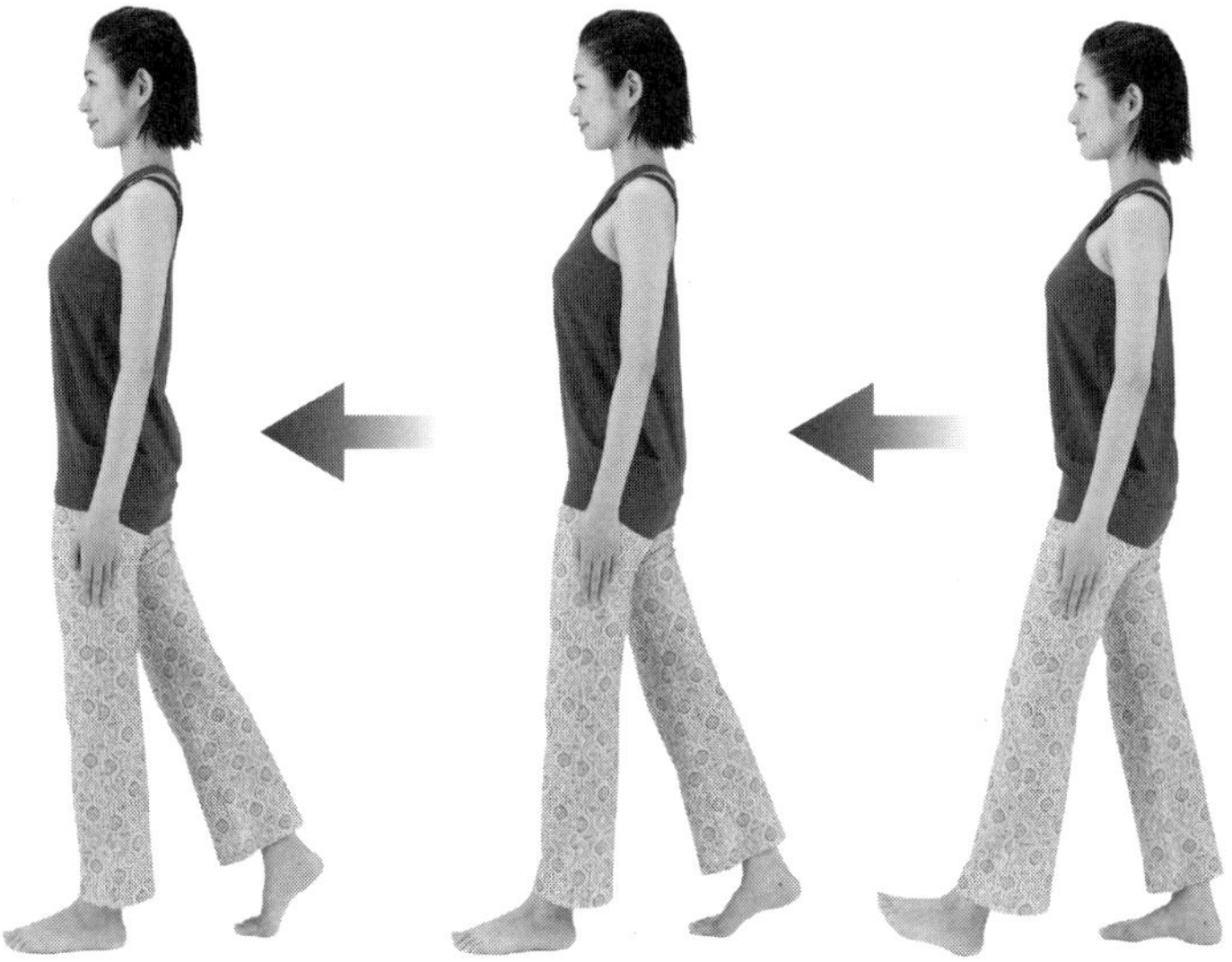

本来は、足を踏み出したとき、かかとから着地して、そのままつま先へと体重移動する形が理想です。年齢を重ねると歩幅も狭くなりがちなので、意識して広い歩幅で歩くようにします。

上半身は、正しい立ち姿勢（82ページ参照）で、体の力をほどよく抜き、胸で空気を押すようなイメージで歩くのが理想です。そうすると、反り腰を防ぐこともできます。

正しい歩き方をしていると、背骨や腰の負担が減るとともに、疲れにくいのも利点。「美しい歩き方」にもつながります。

適度な運動①

歩ける人はウォーキングがおすすめ

背骨のS字カーブを支える筋肉の衰えを防ぎましょう

加齢にともなって、全身の筋力が低下していきます。これも、背骨や腰のゆがみを助長します。「脊柱管狭窄症」が、主に50代以降に発症するのは、このためです。

背骨のS字カーブをしっかり支える上で、特に重要な筋肉があります。

それは、おなかにある「腹筋（腹直筋《ふくちょくきん》・内腹斜筋《ないふくしゃきん》・外腹斜筋《がいふくしゃきん》）」と、背中側にある「脊柱《せきちゅう》起立筋《きりつきん》」「広背筋《こうはいきん》」「大臀筋《だいでんきん》」、そして、おなかの深部にある「腸腰筋」です。

これら前後中間の筋肉が衰えると、背骨や腰骨が支えを失い、ゆがみやすくなります。その結果、脊柱管狭窄症の引き金になるほか、脊柱管狭窄症が起こったあとの症状も悪化しやすくなります。

脊柱管狭窄症を退ける体をつくるためには、日頃から意識して、これらの筋肉を鍛えておくことが大切です。

適度な運動は筋肉と骨の衰えを防ぐ上で有効です

筋肉を鍛えるといっても、脊柱管狭窄症の人がスポーツジムなどへ通って、急に無理な運動を行なうことは厳禁です。目的は筋肉を強大にすることではなく、衰えた筋力を回復させることにあります。これには「適度な運動」が適しています。

「間歇跛行《かんけつはこう》」の症状が出ていて、歩くこともままならない人は、無理に運動を行なおうとせず、PART2で紹介した「寝たまま背骨ストレッチ」を続けてください。

一方、脊柱管狭窄症と診断されたものの、顕著な症状のない人、あるいは症状があっても、歩行にそれほど支障のない人は、軽めのウォーキングがおすすめです。

鼻で吸って、口で吐くという呼吸を繰り返しながら、88ページで紹介した「正しい歩き方」を意識して歩きます。目安としては、わきの下にうっすら汗をかく程度の速さで、毎日30分程度行なうようにします。骨の老化防止にもつながります。

プールでの水中ウォーキングも、背骨に負担の少ない運動として有効です。ただし、体を冷やしすぎないよう、水にある程度浸かったら、ジャグジーなどで体を温めましょう。なお、泳ぐことは背骨に負担がかかるので、避けたほうが無難でしょう。

毎日のちょっとした習慣術

適度な運動②

ゴルフやテニスは控えたほうが賢明

腰への負担が大きく体の片側に負荷がかかる運動はおすすめできません

中高年になってからでも楽しめるスポーツとしては、ゴルフがよく推奨されます。

しかし、「脊柱管狭窄症」をはじめとする腰痛の患者さんを日々診《み》ている私からすると、ゴルフは中高年世代の腰には「最悪のスポーツ」と言っても過言ではありません。

ゴルフは、スイングをするときに、腰を固定したまま上半身をねじります。ですから、腰にかかる負担が尋常ではありません。プロゴルファーの方たちが、みなさん腰を痛めて治療をしていることからも、それは明らかです。

また、ゴルフは体の片側に大きな負荷がかかる点でも、体を壊すリスクがとても高いと言えます。

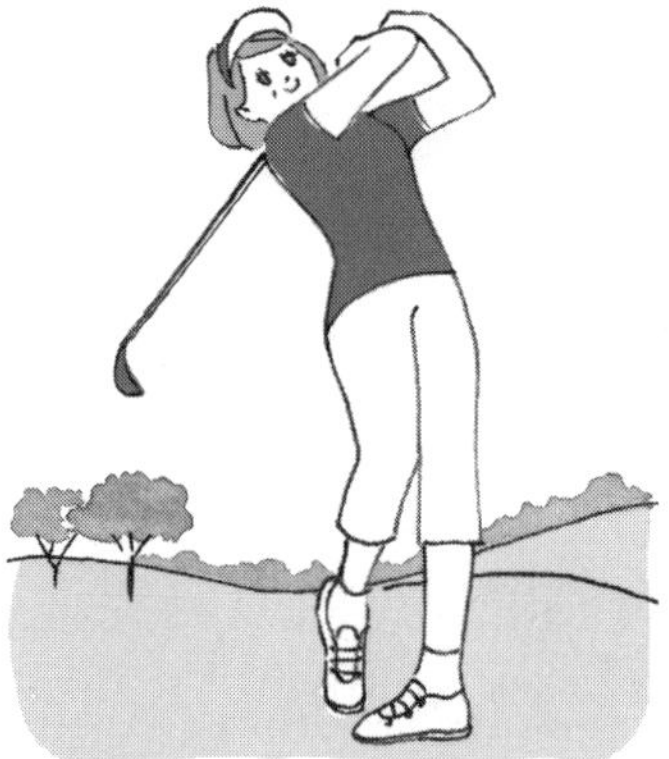

ゴルフやテニスはできるだけ避けたいものですね。

体の両側を均等に使うことで筋肉のバランスを保てます

実際のところ、「ゴルフをしたいので、腰の痛みを治してほしい」という方が、私の鍼灸治療院にもたくさん来院されます。その都度、ゴルフのリスクをお伝えし、「腰を治したいなら、まずはゴルフを控えたほうがいいですよ」とお話ししています。

しかし、鍼《はり》治療などで少し改善すると、再びゴルフを始めてまた悪化する、ということを繰り返している人が後を絶たないのが実状です。

ゴルフをやめることがいちばんいいと私は思いますが、そうもいかない現実もあるでしょう。あまりに強く禁止できる立場でもありませんので、「せめて素振りだけでもいいから、いつもと反対側も行なってみてください」とアドバイスしています。体の両側を均等に使うことで、筋肉のバランスをある程度保つことができるからです。

ゴルフ以外では、瞬間的に腰をひねったり反らせたりするテニスや野球も、腰や背骨に大きな負担をかけます。

基本的に、激しい動きをする運動は、「ほどほど」にするか、症状がよくなって安定するまでは、できるだけ避けるようにしたいものです。

毎日のちょっとした習慣術

食生活① 筋肉を硬くする食品

体を温める「陽性」食品のメリット・デメリット

筋肉をやわらかく保つには、食生活を見直すことも大切です。食品を選ぶ上でひとつ参考となるのが、東洋医学の考え方です。

東洋医学では、すべてのものを「陰」と「陽」に分け、両者のバランスがとれている状態を、健康の基本と考えます。

その一環として、食品にも「陰性」のものと「陽性」のものがあります。陽性の食品は、体を温め、血液中の赤血球を増やすなどの働きがある一方で、食べすぎると筋肉を硬くします。肉類、チーズ、卵、魚類のほか、漬物、梅干し、味噌などが、これに該当します。

つまり、「動物性食品」と「塩分の多い食品」に偏った食生活を送っていると、筋肉が硬くなるということです。

塩分量を調整しましょう

動物性食品は、筋肉をつくる上で重要なたんぱく源であり、塩分に含まれるナトリウムは、筋肉を円滑に動かすために欠かせない成分ですから、運動量の多い若い人たちは、よほど偏った食生活になっていない限り、それらの食品をある程度摂っても問題ありません。しかし、50歳を過ぎてから、日常的に摂りすぎると、筋肉がどんどん硬くなっていきます。日本人の場合、特に塩分の多い食品は要注意です。

一般に、肉を食べる量は加齢による胃腸の働きの低下とともに徐々に減ります。これに対して、塩辛いものは年齢に関係なく、無意識のうちに多量に摂っている人が多くいます。もともと日本の食卓には、前記した漬物や梅干しのほか、塩ジャケ、味噌汁、つくだ煮、刺身のつけしょう油など、塩分の多い食品がたくさん並んでいます。

食事の塩分量を減らすには、外食や出来合いの総菜、加工食品をできるだけ避け、自作の料理で塩分量を調節するのが最適です。味つけにできるだけ塩を使わないようにし、その分、出汁《だし》をしっかりとったり、酢やレモンなどをじょうずに利用したりするといいでしょう。

食生活②　野菜や大豆食品を積極的に摂る

陰性と陽性の食品をバランスよく摂ることが理想です

筋肉をやわらかく保つには、現代人が好んで摂っている陽性の食品を控える一方で、「陰性」の食品をじょうずに摂り、両者のバランスをよくすることが望まれます。

陰性の食品としては、野菜類をはじめ、豆腐や豆乳、納豆などの大豆製品、イモ類、果物などが挙げられます。

また、油脂を使う場合、揚げものによく使われている油脂は陽性のものが大半ですが、オリーブ油は陰性なのでおすすめです。

オリーブ油を、市販のドレッシングの代わりに野菜などにかけて食べると、減塩にもつながります。

大切なのは陽性の食品と陰性の食品をバランスよく摂ることです。陰性の食品に偏ってしまうと、これも体に好ましくない影響を及ぼします。

陰性の食品・陽性の食品

	陰性の食品 ☑地上で育つもの ☑暑い場所で穫れるもの ☑夏季に旬を迎えるもの	陽性の食品 ☑土の中で育つもの ☑寒い場所で穫れるもの ☑冬季に旬を迎えるもの
野菜	トマト　レタス　もやし きゅうり　ゴーヤ　なす キャベツ	にんじん　山芋　にんにく かぼちゃ　しょうが ねぎ　にら
果物	バナナ　メロン　キウイ 柿　マンゴー　みかん スイカ	ぶどう　いちじく　プルーン さくらんぼ　あんず オレンジ　桃
肉・魚	豚肉　たこ　かに　あさり いか　しじみ　牡蠣	鶏肉　鮭　まぐろ　羊肉 サバ　牛肉　かつお
飲み物	コーヒー　豆乳　焼酎 清涼飲料　白ワイン 牛乳　ビール	紅茶　ほうじ茶　日本酒 ウーロン茶　甘酒 黒豆茶　赤ワイン
その他	白砂糖　昆布　化学調味料 洋菓子　豆腐　こんにゃく マヨネーズ　オリーブ油	黒砂糖　しょう油　漬物 和菓子　コショウ　味噌 チーズ

陽性と陰性のバランスがとれていても、食べすぎると、すべて台無しです。食べすぎは、胃腸に負担をかけます。その結果、背中の筋肉が硬くなり、背骨や腰にも悪い影響を及ぼします。

さらに、食べすぎて内臓脂肪が溜まり、「ぽっこりおなか」になると、体がバランスをとるために腰を反らせます。これも、腰に大きな負担をかけます。

食品の陰陽のバランスを考えた献立をつくり、「腹八分目」に抑えることも、「脊柱管狭窄症」の症状を予防・改善する上で大切です。

冷え防止① 体が冷えると筋肉が硬くなる

冬だけでなく夏場も「冷え」対策は大切です

女性の場合、「冷え」も「脊椎間狭窄症」にとって大敵です。体が冷えることによって筋肉が硬くなり、神経を圧迫するからです。

筋肉が硬くなると、血流も悪くなります。血流不足がより筋肉を硬くして、症状を増悪させるという悪循環に陥ります。

冬季は厚着をし、暖房をしっかりきかせて、体が冷えないように注意しましょう。

夏季も油断できません。冷房のききすぎた部屋などで長時間過ごしていると、体が冷えて筋肉が硬くなり、血流も悪くなります。

かといって冷房を切ってしまうと、今度は熱中症の危険が高まりますので、冷房のきいた場所で長時間過ごすときは、冷風が直接当たらないようにし、カーディガンを羽織ったり、厚めの靴下をはいたりするなどの対策を講じるようにしましょう。

◎脊柱管狭窄症の人に長風呂はおすすめできません

冬季は、入浴後の「冷え」にも注意したいものです。

足腰の痛みやしびれに悩んでいる人は、「お風呂でお湯につかっているときはラクになります」とおっしゃって、長風呂を好まれる傾向にあります。

たしかにお風呂に入ると、血流がよくなって筋肉がゆるむため、入浴中は症状が抑えられます。冷え対策にも効果的ではあります。

しかし、脊柱管狭窄症の人にとって、特に「長風呂」はデメリットのほうが大きく、痛みの出ている患部の炎症を悪化させる要因になります。しかも、お風呂から上がって体の熱が下がってくると、体温の急激な落差で筋肉が収縮し、血流が悪くなって、痛みが増すこともあります。

脊柱管狭窄症の人に、長風呂はおすすめできません。症状がつらいうちは、可能な限りシャワーで済ませることが無難ですが、どうしてもお湯につかりたい人は、短時間にとどめることが望まれます。

お風呂から上がったあとも、体が冷えないように心がけましょう。

冷え防止②

水分の摂りすぎが「冷え」を増長する

水分過剰は腎臓の働きを弱めて脊柱管狭窄症を悪化させます

「水分の摂りすぎ」も、体を冷やす大きな原因となります。

健康実用書の多くで、「水は1日2リットル飲みましょう」といった記述をよく見かけます。しかし、東洋医学的には、これは誤った見解と言わざるを得ません。

水は塩とともに、私たちが生きる上で欠かせないものです。しかし、必要以上に摂取すると、体が冷えて、前節でお話ししたような、さまざまな弊害が出てきます。

東洋医学では、人間の臓器を「*五臓六腑《ごぞうろっぷ》」に分類しますが、体が冷えると、五臓のうちの〝腎〟（西洋医学の腎臓に相当。以下、腎臓）が弱ります。

腎臓は、血液を濾過して尿をつくる役目を担っています。ところが、日常的に水分を多く摂りすぎると、腎臓が冷えて働きが低下し、頻尿や乏尿のほか、血流が悪くなって腰痛の原因にもなり、「脊柱管狭窄症」の症状が出やすくなります。

＊「五臓」＝肝・心・脾《ひ》・肺・腎　「六腑」＝胆・小腸・胃・大腸・膀胱・三焦《さんしょう》

◎「健康のため」に水を飲みすぎるのはおすすめできません

現代社会では、気候変動による過度なエアコン利用により、年中体が冷えやすい状況にあります。加えて、男性にくらべて冷えがちな女性の方たちが、「健康増進」を目的として、無理をして1日に大量の水を飲み、さらに体を冷やしている現状が心配でなりません。

脊柱管狭窄症をはじめ、腰痛を訴えて、私の治療院へ来られる患者さんは、脈をとると、ほとんどが腎臓の弱っている状態（腎虚《じんきょ》）にあります。

医療機関の検査では、腎臓の数値が正常だったとしても、正常の範囲内で腎臓が弱っているケースがたくさんあります。その段階から、腰に痛みが起こってきます。つまり、腰の痛みは、腎臓の働きが弱っているサインだということです。

水は、体が要求する範囲で飲んでいれば充分です。猛暑の折は、熱中症を予防するためにも、ある程度こまめに水分を摂る必要はありますが、年中、飲みたくもないのに大量の水を飲み続けることは、無謀としか言いようがありません。

毎日のちょっとした習慣術

生活①

お酒はできるだけ控える

酔って不自然な姿勢で眠ると症状が悪化します

お酒を飲むと、感覚が鈍くなるとともに、筋肉がゆるむので、痛みやしびれのつらさが一時的にやわらぐことがあります。

そのため、「毎晩お酒を飲んで寝ています」という人が、結構いらっしゃいます。

しかし、痛みやしびれが出ているのは、その部位で炎症が起こっている証拠です。アルコールは炎症を悪化させ、アルコールが抜けると、今度はつらさが増大します。

また、お酒を飲んで酔うと、不自然な姿勢で寝入ってしまい、翌朝、目覚めたときに足腰の痛みやしびれがひどくなっていることもよくあります。

本来、眠っているときは、筋肉はリラックスしてゆるみますが、不自然な姿勢で眠ると、筋肉がずっと緊張して硬くなったまま、目覚めを迎えることになります。その結果、背骨にゆがみが生じて、血管や神経が圧迫され、症状がひどくなるのです。

寝返りを打つ頻度が減ることも背骨には負担となります

酔ったまま眠ると、就寝中に寝返りを打つ頻度が減ると言われていますが、これも大きな問題です。仰向けに寝たら、朝まで仰向けのままの人も少なくありません。

就寝中に寝返りを打つのは、言ってみれば「自然整体」のようなもの。日中の姿勢の崩れなどによる筋肉や骨格のゆがみを、寝返りを打つことで自然に整えているのです。

そうでなくても、加齢とともに寝返りを打つ回数は減っていきます。筋肉の硬い人も、就寝中の体の動きが少なくなります。「腰痛持ち」の人は、そうでない人にくらべて、寝返りを打つことが少ないとも言われています。

寝返りをほとんど打たずに目覚めると、背骨や筋肉のゆがみが修正されずにずっと持ち越され、次第にそれが定着してしまいます。

そこにお酒が加わると、不自然な姿勢による悪影響も重なりますから、「脊柱管狭窄症」は悪化の一途をたどることになります。

脊柱管狭窄症の人には、節酒、できれば断酒をおすすめします。

生活②　耳のマッサージで健康寿命が延びる?!

耳が大きい人は「生命力が強い」と考えられます

「水分の摂りすぎ」の節で、腎臓の役割についてお話ししました（100ページ参照）。

実は東洋医学では、腎臓の活力は、その人の生命力を示すと考えられています。

腎臓の活力は生まれ持った要素が大きく、基本的に「耳の大きい人」は、腎臓の活力が強いと考えられています。


私の知るところでは、たとえば戦地から生還を果たしたような方たちは、例外なく大きな耳をされています。また、100歳を越えてなお元気に生きておられる方たちも、耳の小さい人を見たことがありません。


もちろん、耳が大きくても（腎臓の活力が高くても）、それをはるかに超える精神的ストレスや肉体的疲労が重なれば、100歳まで健康寿命が達しない場合もあります。

ですが、耳の大きい人は生命力が比較的強いことを、経験的に確信しています。

日常的に耳をマッサージすることで生命力を向上させましょう

反対に、腎臓の働きが弱いと、病気やケガを患いやすくなります。

「脊柱管狭窄症」も例外ではなく、腎臓が弱ると血流が悪化して筋肉が硬くなるため、痛みやしびれなどの症状が出やすくなります。

では、生まれながらに腎臓の活力が弱い人は、脊柱管狭窄症でつらい思いをすることを、運命として受け入れなければいけないのでしょうか？

もちろん、そんなことはありません。実は、運命を変える「裏技」があります。

「腎臓の活力は耳に現れる」と記しましたが、耳の小さい人（＝腎臓の活力の弱い人）でも、日常的に耳をマッサージしていると、耳が少しずつ大きくなっていきます。つまり、腎臓の活力が向上していくのです。

マッサージの方法は、とても簡単です。耳の真ん中辺りをつかんで、痛気持《いた》ちいい程度に上下に引っ張ったり、横に引っ張ったりするだけです。この刺激が腎臓に伝わり、耳が次第に大きくなるにつれ、腎臓の活性も高まることでしょう。

脊柱管狭窄症の予防・改善にもきっとつながるので、ぜひ試してみてください。

生活③ 精神的なストレスが背骨に影響を及ぼす

ストレスは腹筋と腸腰筋の衰えにつながります

生活習慣には常日頃から充分に気を遣っている人の中にも、「脊柱管狭窄症」で痛みやしびれが出ている人はいらっしゃいます。

「そうした人は、何が原因で筋肉が硬くなるのだろう?」と考えながら、鍼灸治療院を訪れた患者さんのお話を聞いていると、精神的なストレスをいろいろ抱えている人が多いことに気づきました。仕事や家事、介護がハードで疲労困憊《こんぱい》の毎日が続いていたり、人間関係がうまくいかずに悩んでいたりするケースが、とても多いのです。

ストレスを抱えていると、筋肉が緊張して収縮し、血流が悪くなります。

また、ストレスによって胃腸の機能が低下し、90ページで紹介した筋肉のうち、おなかの側にある「腹筋」と「腸腰筋」が衰え、背中側の「脊柱起立筋」とのバランスが崩れ、背骨や骨盤に負荷がかかって、腰の痛みが生じやすくなります。

◎「寝たまま背骨ストレッチ」や「毎日のちょっとした習慣術」で症状を抑えることが先決

精神的なストレスを解消するのは、なかなか難しいことです。

ただ、「脊柱管狭窄症」の人は、脊柱管狭窄症による痛みやしびれが、精神的なストレスを増長している部分があることは間違いありません。

痛みやしびれがあると、精神的にイライラしたり、気持ちが沈みがちになったりすることがわかっているからです。

実際に、鍼治療を行なって症状がとれてくると、患者さんから悩みごとを相談される機会も減り、笑顔が増えてくることを日々実感しています。

ですから、ＰＡＲＴ２で紹介した「寝たまま背骨ストレッチ」や、本パートで紹介した「毎日のちょっとした習慣術」を実践することにより、痛みやしびれが改善されるとともに、精神的なストレスも、どんどん軽減されると思います。

ストレスが先なのか、脊柱管狭窄症が先なのかはともかく、いずれにしても体の症状が改善されると、精神状態も良好になってくるのは、間違いありません。

おわりに

人間の体は、何らかの異常が生じるたびに、自力でメンテナンスをしています。このとき、「ただいま、メンテナンス中」というサインを発します。

たとえば、風邪をひいたときに熱が出るのは、免疫力を高めて病原体を駆逐するためですし、体がだるいのは病原体に抵抗するエネルギーを温存するためと言えます。

また、口内炎ができるのは胃を休ませるためでもあり、いわゆる「ひざに水がたまる」のは、リンパ液を集めて炎症を鎮めようとしているからと言うことができます。

したがって、解熱剤で熱を下げたり、口内炎の薬を塗って痛みを消したり、ひざの水を抜いたりすることは、本当は「本末転倒」なのです。

体の発しているアラームを外的な力で止めてしまうわけですから、本来であれば自身の治癒力で治るはずのものも、いっさい治らなくなってしまいます。

「脊柱管狭窄症《せきちゅうかんきょうさくしょう》」の場合も同じです。

痛みやしびれといった症状は、「今ちょっと問題が起こっていますよ」「少し休んだほうがいいですよ」という、体からのサインです。

このサインを早期に察知し、痛みやしびれが消えるまで体を休めていれば、メンテナンスは滞《とどこお》りなく終了し、症状は自然に鎮まります。

しかし、忙しい現代社会では、足腰に痛みやしびれが少し出たからといって、数日間休んでいられる人は、ほとんどいないでしょう。痛み止めを飲みながらでも、どうしても無理をしてしまいます。

その結果、体のメンテナンスを充分に行なうことができず、修復できなかった障害がどんどんと持ち越されていきます。そうしたことが積もり積もって、50歳を超えた頃から表出してくる症状のひとつが、脊柱管狭窄症であると言うことができます。今までの過労のしわ寄せが来た、という感じです。

日常生活に支障をきたすようになって、やっと医療機関で受診し、脊柱管が狭窄しているレントゲン写真やCT（コンピュータ断層撮影）画像を見せられて、「ああ、もう手術をするしかないのか」と思ってしまうケースが多いのが実状です。

ですが、本書で繰り返しお話ししてきたように、脊柱管が狭窄していても、症状が出ない人がいます。脊柱管狭窄症の痛みやしびれは、骨だけの問題ではなく、骨と連動している筋肉が大きく影響しているからです。

「手術をせずに、つらい痛みやしびれを治す方法はないだろうか？」と思って本書を手にとってくださった方は、ＰＡＲＴ２で紹介している「寝たまま背骨ストレッチ」をぜひ試してみてください。

「寝たまま」のストレッチは、立ったり座ったりして行なうストレッチにくらべて、筋肉へのアプローチは小さなものになります。ですが、骨や筋力が衰えている脊柱管狭窄症の女性にとっては、無理のない、ちょうどよい負荷となります。

筋肉への小さなアプローチを毎日続けながら、ＰＡＲＴ３で紹介した「毎日のちょっとした習慣術」をあわせて行なっていると、痛みやしびれの程度が変わってきたり、歩きやすくなったりすることを、次第に実感できるはずです。

年齢を重ねると、若いときには想像もしなかった症状が、いろいろと出てきます。体に備わっているメンテナンスの力だけでは、対応できなくなってくるからです。

ですから、痛みやしびれが改善されたあとも、毎日ストレッチを行ない、体によい生活習慣を続けることが大切です。

そうすると、脊柱管狭窄症の症状の再発防止に役立つとともに、加齢にともなう足腰の衰えも防ぐことができます。

人生100年の時代、煩《わずら》わしい症状に悩まされることなく、いつまでも、趣味を楽しんだり、友人と旅行へ出かけたり、家族と充実した時間を送ったりするために、本書の内容が役に立つことを願っております。

福辻鋭記

【著者紹介】
福辻鋭記（ふくつじ・としき）
アスカ鍼灸治療院院長。日中治療医学研究会会員。日本東方医学会会員。日本大学芸術学部卒業後、東洋鍼灸専門学校で学び鍼灸師となる。東洋医学と美容を融合した「美容鍼灸」の第一人者。
著書に『腰・ひざ・首・肩が痛いなら まずはねこ背を治しなさい』（KADOKAWA）、『体が整うツボの解剖図鑑』（エクスナレッジ）、『究極の骨盤リセット・ストレッチ』（日本文芸社）、『つらいひざの痛みをやわらげる 1日1分！ 筋肉はがし』『「老け首」解消！気になる首のシワ・たるみはこうして改善する』（以上、PHP研究所）など多数。

脊柱管狭窄症を自力で改善！ 女性のための 寝たまま「1分背骨ストレッチ」

2021年11月30日　第1版第1刷発行

著　者　福辻鋭記
発行者　村上雅基
発行所　株式会社PHP研究所
京都本部　〒601-8411　京都市南区西九条北ノ内町11
〔内容のお問い合わせは〕教育出版部 ☎ 075-681-8732
〔購入のお問い合わせは〕普及グループ ☎ 075-681-8818
印刷所　株式会社光邦
製本所　東京美術紙工協業組合

ISBN978-4-569-85101-3